李占东 主编

1955
—
1975

全国中医献方类编

第一辑 呼吸系统疾病秘验方

感冒 发烧

学苑出版社

图书在版编目（CIP）数据

感冒、发烧：1955-1975 全国中医献方类编／李占东主编. —北京：学苑出版社，2019.7
ISBN 978-7-5077-5729-3

Ⅰ.①感…　Ⅱ.①李…　Ⅲ.①感冒-验方-汇编②发热-验方-汇编　Ⅳ.①R289.51

中国版本图书馆 CIP 数据核字（2019）第 123105 号

责任编辑：付国英
出版发行：学苑出版社
社　　址：北京市丰台区南方庄 2 号院 1 号楼
邮政编码：100079
网　　址：www.book001.com
电子信箱：xueyuanpress@163.com
电　　话：010-67603091（总编室）、010-67601101（销售部）
经　　销：新华书店
印 刷 厂：北京市京宇印刷厂
开本尺寸：880×1230　1/32
印　　张：3
字　　数：100 千字
版　　次：2019 年 7 月第 1 版
印　　次：2019 年 7 月第 1 次印刷
定　　价：28.00 元

前　言

随着人们对自身健康的愈加关注，了解、学习中医和中药已蔚然成风。尤其是那些经受住了临床验证而流传沿用至今的单方、验方、秘方，因其便于使用，能花小钱治大病，而深受读者、尤其是非医药专业的普通大众的喜爱。

一直以来，中医医家和学者均有将家传或收集的单方、验方、秘方刊刻出版的传统。据统计，历代方书中占绝大多数的都是单方、验方和秘方类，充分说明了这一类药方有确切的疗效和长久的生命力。

众所周知，受传统思想影响，许多中医都抱着"有子传子，无子传贤；无子无贤，抱卷长眠"的思想，验方秘方概不轻易外传。但在 20 世纪 50 到 70 年代，在政府的主导和动员下，搞过多次颇有成效的全国献方运动，许多老中医不仅公开交流了他们历年积累的医学经验，还纷纷献出了自己压箱底的治病药方。

如，四川省郫县 70 多岁的老中医钟载阳献出祖传治疗腹水的秘方，河北承德民间医生盛子章献出治疗梅毒的秘方，四川省江津市中医邱文正献出"跳骨丹"方，江苏省南通中医院的陈照献出治瘰疬方，河北省石家庄市中医献出治疗乙脑的秘方，江苏省南通季德胜献出季家六代祖传的蛇虫毒秘方，贵州省挖掘出著名的卢老太太治疗慢性肾炎的秘方，江苏省第二康复医院杨雨辰医师献出家传三代的验方四册，等等。

这些献方均由各省组织专家进行审核编纂，保留有确切疗效的，剔除有毒有害的，最终集结成书。遗憾的是，这些书很多后来一直没有再版，市场上也鲜有流传，导致昔日瑰宝被尘封多年。

为了使这一时期的珍贵药方不被丢弃泯灭，我们多方搜集 1955—1975 年间编纂的献方共 96 册。因为当时的献方运动是按照地区来开展进行，所以这些书也都是按照地区来编的，如河北省验方，山西省验方等。这样以地域为纲的编法，不便于现代人的阅读查用。所以，我们又把书中的献方顺序全部打乱，并按照常见疾病如胃病、哮喘等，重新编排成册，以更切合当今读者需求。

本着"有则多，无则少"的原则，本次整理出的这套丛书分为十辑，共 39 本。第一辑：呼吸系统常见疾病，共三本。第二辑：消化系统常见疾病，共六本。第三辑：泌尿系统常见疾病，共两本。第四辑：妇科常见病，共 7 本。第五辑：儿科常见病，共三本。第六辑：心脑血管常见疾病，共两本。第七辑：内分泌系统常见疾病，共两本。第八辑，其他常见病，共六本。第九辑：外科骨伤病，共三本。第十辑：五官科疾病，共四本。统一称为《1955—1975 全国中医献方类编》。

与市场上流行的很多药方出处不明也不知是否有效的方书不同，本套丛书最大特色就是献方的真实性，以及疗效的确切性。

之所以能这么肯定，还要从那场轰轰烈烈的全国献方运动说起。毫无疑问，那是一次全国范围内自上而下，深受当时政府重视的的中医运动。

1941年9月，陕甘宁边区国医研究会召开第二次代表会议，与会中医献出治疗夜盲症、腹痛、心痛、花柳等病的祖传秘方十余种，这是中国共产党领导的中医工作中第一次公开献方，意在打破传统中医的保守风气，使验方、秘方能广泛传播，为民所用，并借此提高中医政治地位。

此后，边区组织各地召开医药研究会和医药座谈会，发现了很多模范医生，也公开了很多秘方。

1944年，既是中医业者，又素为毛泽东所推重的陕甘宁边区政府副主席李鼎铭再次号召中医者公开各自的秘方。

1955年3月召开的全国卫生科学研究委员会第一届第四次会议强调："……对中医中药知识和中医临床经验进行整理和研究，搜集和整理中医中药书籍（包括民间验方、单方），使它提高到现代的科学水平，是我们医学科学研究工作者的光荣任务。"从而明确指出要对献方进行整理研究并集结出版，全国各地均积极响应号召。

较早开展此项工作的是江苏省徐州市卫生局。1954年10月，徐州市卫生局聘请了9名经验丰富的中医对该地区所献验方进行甄审，并将这些验方分为三类：第一类是用于治疗常见病，且临床已证实有效；第二类是用于治疗常见病，临床上认为使用有效而尚未经科学证实者；第三类是治少见病或有离奇药，临床疗效不显著者。经过层层筛选，最后，仅从第一、二类验方中选出了18个确有实效的进行推广。

同样的，为确证献方疗效，杭州市卫生局组织中西医生进行共同讨论和分析；南通市则召开"中医验方试用座谈会"，由中医师介绍验方试用情况并进行讨论。

虽然全国各地对验方进行筛选的具体做法不尽相同，但都是稳妥而令人信服的。

1955年，江苏、福建两省出版了中医验方集。1956年，山西、江苏、河北、辽宁、黑龙江、福建6省相继出版了中医验方集；1957年，云南、四川、河南、广东、山东、陕西6省及西安市出版了中医验方集，河北、山西、黑龙江等省则出版了验方续集；1958年，广西、吉林、安徽、贵州、青海等省和重庆市、武汉市也组织出版了验方集，江苏、河南两省则出版了验方续集。

这些验方集出版后，都深受读者好评，一版再版。

1958年10月11日，毛泽东主席指出："中国医药学是一个伟大的宝库，应当努力发掘，加以提高。"于是，采集单方、验方、秘方之举由面向中医从业者迅速扩大为全国范围内的群众运动。可以说，此时的献方运动已经带有了强烈的政治色彩，各地"先后编出了数以百计的中医验方集"，献方数量之庞大令人震撼，但内容良莠不齐的情况也开始出现。

值得一提的是，由浙江中医研究所实验确证"蝌蚪避孕单方"无效的报道于1958年4月发表于《人民日报》，该报还在《编后》中告诫："民间单方在经过科学分析、实验和研究鉴定后再进行推广，才能对人民健康有所保证！"

同年11月，《人民日报》社论要求，"必须组织人力把这些民间药方分门别类地加以整理，并进行研究和鉴定"。说明当时已注意到，不经过细致的研究整理和验证就大事推广，是不妥当的。必须本着认真负责的态度，进行去粗取精和去伪存真的工作。

之后很长的时间里，全国各地整理出版的献方集基本遵循此原则，对药方的可靠性和有效性进行把关，不再一味追求多和全。如江西省中医药研究所整理出版的《锦方实验录》仅"精选了附有治验的255方"。

单方、验方、秘方既然多年来不断传承并在民间得以运用，必然有其独特的治疗价值，我们理应重视并将其传承推广下去。所以本套丛书按照常见疾病对献方进行分类归纳，相较当时对药方按照地域划分的方式，明显现在的编排更方便读者查找使用。

本着对献方者的尊重，方中的计量单位仍保留原样（多为钱、两），不予以修改。

中医"法可定，方无穷"，尽信方不如无方，故读者在查询使用时尽量能咨询相关专家，辨证论治与专病专方相结合。当然在本套丛书的编纂过程中，我们将含有毒性药物、国家现已明确规定不能使用药物的药方，以及带有明显迷信色彩的药方均——进行剔除，希望能尽量保证本套书中献方的安全性和有效性，也希望这些目前看来仍不为大众熟知的单方、验方、秘方能早日为人民健康作出应有的贡献。

本套丛书从开始四处搜集资料到终于成书面世，历时近十年！原始资料的搜集、翻拍，对大量资料内容的进一步甄别、整理，每一册书中所收录验方的删选、归类，药物剂量的逐一核实，都花费了大量的时间和人力。在此，还要特别感谢提供资料的刘小军，不厌其烦整理内容、调整版式的郑杰，以及在成书过程中给予很多建议和方案的学苑出版社陈辉社长，感谢他们多年以来的支持和付出！

最后，希望这套颇具特色的验方系列丛书，能发挥出它们独特的治疗价值，并能得到应有的重视和广泛的传播！

学苑出版社　付国英

2019 年 6 月 11 日

前言

六

目　录

一、感冒

中医认为，感冒主要是外感风邪，继而引起肺卫功能失调，出现鼻塞、流涕、喷嚏、头痛，或伴有恶寒、发热、全身不适等表现的一种外感疾病。轻型感冒可不药而愈，重症感冒尤其是流行性感冒却能影响工作和生活，甚至可危及老年体弱者的生命，须积极防治。

【主治】 感冒。

【方药】 干葱—棵

【用法】 将干葱白用火烧熟后，将黑皮剥去放入碗内捣烂，再用开水半碗冲服，见汗则愈。

【出处】 安国凤凰堡靳大禄（《祁州中医验方集锦》第一辑）。

【主治】 感冒，头痛背沉。

【方药】 棒子毛（玉米缨）—把

【制法】 水煎去毛。

【用法】 热服五分钟，得汗而愈（服后盖被）。

【治验】 用此方治愈五十余人。

【出处】 赤城县韩守先（《十万金方》第二辑）。

【主治】　冲水感冒。

【方药】　水杨柳

【用法】　炖酒服。

【出处】　顺昌县林有我（《福建省中医验方》第三集）。

【主治】　感冒。

【方药】　桃树胶

【制法】　将桃胶研细。

【用法】　每服二至三钱，开水送下。

【治验】　此方治愈多人，并治瘟疫。

【出处】　商专郭绍汾（《河南省中医秘方验方汇编》续

二）。

【主治】　感冒。

【方药】　腌菜干（多年的）

【用法】　把多年的腌菜干煮汤饮服。

【提示】　此方系秘方，还可治疗久痢。

【出处】　江西赣县（《中医名方汇编》）。

【主治】　感冒初起，流清鼻涕。

【方药】　辛夷二钱

【用法】　熏烟，每日一次。

【出处】　西宁铁路医院（《中医验方汇编》）。

【主治】　感冒无汗。

【方药】　香片茶 (焙黄) 一撮　白糖一两

【用法】 二物放茶碗内，照饮茶方服之，汗出为佳。
【出处】 涿鹿县郭维成（《十万金方》第二辑）。

【主治】 散寒、发汗、止咳，治一般感冒、头眩、全身酸痛。
【方药】 阎王刺根三钱　五匹风三钱。
【加减】 体虚时，加蓝布正一钱。
【制法】 加水两小碗，煎汁一小碗。
【用法】 内服，一次服用。
【出处】 杨济中（《贵州民间方药集》增订本）。

【主治】 感冒初起。
【方药】 黄砂糖一两　生姜汁一杯
【制法】 水煎。
【用法】 内服。
【出处】 孝感专署（《湖北验方集锦》第一集）。

【主治】 感冒。
【方药】 生葱白2两　淡豆豉4钱
【用法】 水煎服。
【加减】 头痛要加白芷1钱。
【提示】 此方系秘方。
【出处】 江西赣县（《中医名方汇编》）。

【主治】 风寒感冒。
【方药】 红升麻三钱　姨妈菜三钱　木通一钱　桔梗一钱

紫苏三钱　阎王刺五钱　车前叶二钱　姜为引子

　　【制法】　加水三小碗，煎汤一小碗。

　　【用法】　内服，一日两次服完。

　　【出处】　潘树恒（《贵州民间方药集》增订本）。

　　【主治】　感冒。

　　【方药】　淡豆豉五钱　青葱叶五至七根

　　【制法】　水煎。

　　【用法】　内服。

　　【出处】　汉阳县（《湖北验方集锦》第一集）。

　　【主治】　感冒头痛，发热畏寒，四肢酸痛。

　　【方药】　大葱白三寸　生姜三片　白菜根一个

　　【用法】　水煎服。

　　【出处】　峰峰矿区马学华（《十万金方》第十二辑）。

　　【主治】　感冒。

　　【方药】　白菜疙瘩　绿豆　金针菜

　　【用法】　将三味合在一处煎服，白糖为引，白开水送下，不用药即愈。

　　【出处】　安国淤村医院门诊部康金华（《祁州中医验方集锦》第一辑）。

　　【主治】　感冒。

　　【方药】　荆芥三钱　防风三钱　桑叶三钱

　　【用法】　水煎服。

【出处】　西宁铁路医院（《中医验方汇编》）。

【主治】　感冒。

【方药】　连翘三钱　苏梗三钱　陈皮三钱

【用法】　水煎服。

【出处】　西宁铁路医院（《中医验方汇编》）。

【主治】　感冒鼻塞。

【方药】　伸筋草五钱　狗尾草三钱　酸汤秆三钱

【制法】　加水两小碗，煎汤一小碗。

【用法】　内服，一次服完。

【出处】　王金安（《贵州民间方药集》增订本）。

【主治】　感冒初起轻度恶寒、发热、咳嗽等证，亦可作预防用。

【方药】　葱白五钱　淡豆豉四钱　生姜三钱

【制法】　水煎。

【用法】　内服。已感冒者日服三次，预防者间日一服。

【出处】　建始县（《湖北验方集锦》第一集）。

【主治】　感冒，预防感冒。

【方药】　苏叶　川羌　茶叶各三钱

【制法】　熬水。

【用法】　当茶饮。

【出处】　光化县（《湖北验方集锦》第一集）。

【主治】 感冒头痛。

【方药】 胡椒　葱　醋适量

【用法】 煮面吃。

【出处】 孝感专署（《湖北验方集锦》第一集）。

【主治】 感冒初起，头痛发热，口干无汗。

【方药】 陈细茶二钱　核桃肉三个　生姜三钱　连须葱白七根

【制法】 共捣烂煎。

【用法】 内服。

【出处】 孝感专署（《湖北验方集锦》第一集）。

【主治】 感冒。

【方药】 茅草根五钱　紫苏根五钱　陈皮　生姜各三钱

【制法】 水煎。

【用法】 内服。

【出处】 建始县（《湖北验方集锦》第一集）。

【主治】 感冒。

【方药】 荆芥一钱半　防风五分　桑叶二钱　连翘二钱

【用法】 水煎服。一日一剂，连服两天。

【提示】 本方亦可供预防用。儿童减半。

【出处】 杭州市中心门诊部（《浙江中医秘方验方集》第一辑）。

【主治】　感冒，汗多不止。

【方药】　茯苓三钱　白术二钱　炒白芍一钱半　附片一钱
生姜三片

【用法】　水煎服。

【出处】　西宁铁路医院辛虞生（《中医验方汇编》）。

【主治】　感冒，腰酸、背疼、头眩昏、怕冷、汗不出。

【方药】　阎王刺五钱　牛膝三钱　石南藤三钱　木通二钱
茴香根三钱　大风藤三钱

【制法】　加水三小碗，煎汤一小碗半。

【用法】　内服，一日两次服用。

【提示】　寒重加阎王刺一钱，风重加大风藤一钱，气重
加茴香根一钱，食重加石菖蒲一钱，热重加蛇莲、大山羊各
一钱。

【出处】　颜正卿（《贵州民间方药集》增订本）。

【主治】　感冒。

【方药】　防风二钱　大黄一钱　朴硝一钱　荆芥三钱　石膏
一钱半　栀子一钱半　枳壳二钱　甘草一钱　桔梗三钱　川芎二钱
当归三钱　滑石二钱　白芍三钱　生姜引

【用法】　水煎服。

【出处】　安国县新安村张礼祥（《祁州中医验方集锦》
第一辑）。

【主治】　感冒，头痛、寒热往来。

【方药】　柴胡三钱　黄芩三钱　白芍三钱　荆芥三钱　川芎

二钱　生地三钱　薄荷二钱　寸冬三钱　苏叶一钱　枳壳二钱　细辛五分　羌活二钱

　　【用法】　水煎服。

　　【出处】　安国县城东医院戴耀文（《祁州中医验方集锦》第一辑）。

　　【主治】　感冒头疼及神经性头疼。

　　【方药】　荆芥穗二钱　防风钱半　细辛一钱　川芎三钱　白芷二钱　藁本二钱　苍耳子三钱　辛夷一钱半　甘草二钱　薄荷二钱

　　【用法】　水煎服。

　　【出处】　刘鸣硕（《河南省中医秘方验方汇编》）。

　　【主治】　感冒。

　　【方药】　秦艽三钱　鳖甲三钱　茵陈二钱　首乌三钱　荆芥三钱　防风三钱　乌梅三钱　紫苏三钱　川羌二钱　白芷二钱　生姜三钱

　　【制法】　水煎。

　　【用法】　内服，使微汗。

　　【提示】　1953 年淮阳附近大菜区患者二百余人，用上方治愈甚多。

　　【出处】　淮阳严绍民（《河南省中医秘方验方汇编》续二）。

　　【主治】　感冒。

　　【症状】　发烧恶寒头身痛，鼻塞声重流清涕，舌苔白，脉浮缓，面色污浊。

【方药】 羌活三钱 防风二钱 白芷三钱 细辛八分 苍术三钱 川芎二钱 黄芩三钱 生地三钱 生草一钱半 生姜三片 葱白三个 红糖三钱 烧枣二枚引

【用法】 水煎温服，盖被取汗。

【加减】 头晕，加蔓荆子三钱；胸满，加川朴三钱；咳嗽，加杏仁三钱；痰多，加半夏二钱；气郁，加香附三钱。

【提示】 此方为九味羌活汤加减，对脉浮紧者疗效较好，希临床辨证施治。

【禁忌】 禁利尿之品。

【出处】 沁县申容舒（《山西省中医验方秘方汇集》第三辑）。

【主治】 感冒，发热恶寒、头身疼痛、口渴无汗、脉紧数。

【方药】 麻黄汤合葛根芩连汤：麻黄一钱 桂枝一钱半 杏仁三钱 葛根三钱 黄芩一钱半 黄连六分 甘草八分

【用法】 水煎去渣温服。

【治验】 ①陈某某，男性，55 岁，1929 年 12 月就诊，恶寒发热，无汗而渴，曾用五积散及三石五苓饮无效，用本方一剂至半夜即汗出而愈。

②尹某某，男性，25 岁，1929 年 10 月，凛寒发热，头身疼痛，面赤，口渴，无汗，溺赤，脉紧数而滑，苔白中黄。本方服二剂后，汗出热退，诸症皆减，但第三日下午复热，惟凛寒较轻，用原方减桂枝，加厚朴一钱半，槟榔一钱半，服一剂后热退，过半日，又复发轻微寒热，询得口苦咽

干欲呕，是邪已转入少阳，改用小柴胡汤合温胆汤加槟榔、厚朴而愈。

【提示】 根据本方主治，即《伤寒论》所说的伤寒、太阳、阳明合病，例二并转入少阳，惟对胸、腹、大便等情况未加叙述，根据加用槟榔、厚朴来看，似有胸腹胀满等症状。

【出处】 永新县烟阁联合诊所罗儒亮（《锦方实验录》）。

【主治】 感冒头痛，全身骨节疼痛，发热恶寒，无汗等。

【方药】 白芷三钱 羌活三钱 防风三钱 细辛一钱 桂枝二钱 柴胡二钱 紫苏三钱 黄芩一钱半 炙草一钱

【煎法及服法】 用水二茶杯，煎至多半茶杯，清出，饭前温服，微取汗。隔三小时，渣再煎服。

【加减】 若恶心呕吐者，加藿香、法夏各二钱；若咳嗽有痰，加五味子、杏仁、桔梗各二钱；若鼻塞，加葱白三寸。

【禁忌】 孕妇去柴胡、法夏。

【出处】 （《青海中医验方汇编》）。

【主治】 感冒，咽喉肿痛、痄腮。

【方药】 石斛三钱 竹叶三钱 贝母三钱 马勃一钱 枳实一钱 麦冬四钱 荆芥三钱 防风一钱 生地三钱 元参三钱 黄连五分 山栀一钱 桔梗二钱 丹皮二钱 连翘三钱 银花三钱 菊花二钱 桑叶二钱

【用法】 水煎服。

【加减】 大便干燥，加郁李仁二钱，麻仁二钱。

【禁忌】 孕妇忌服。

【出处】 青海石油职工医院唐文斌（《中医验方汇编》）。

【主治】 感冒。

【方药】 条参 茯苓 枳壳 桔梗 柴胡 羌活 大活 川芎 条芩以上各二钱 生姜、大枣为引

【制法】 水煎。

【用法】 内服。

【出处】 建始县（《湖北验方集锦》第一集）。

【主治】 感冒，口不渴，流清涕，喷嚏。

【方药】 紫苏叶 川芎 粉葛各二钱 桔梗二钱 柴胡三钱 茯苓 枳壳 甘草 陈皮各二钱 法夏一钱 生姜为引

【制法】 水煎。

【用法】 内服。

【出处】 建始县（《湖北验方集锦》第一集）。

【主治】 感冒初起，头痛、发热、恶寒、身痛、鼻塞等证。

【方药】 麻黄绒二钱 大力三钱 薄荷二钱 羌活二钱 粉葛三钱 杏仁二钱 淡竹叶二钱 生姜三片

【制法】 水煎。

【用法】 内服。

【出处】 建始县（《湖北验方集锦》第一集）。

【主治】 感冒。

【方药】 银花3钱　防风3钱　柴胡3钱　半夏3钱　黄芩3钱　黄柏3钱　黄连3钱　云苓3钱　泽泻2钱　枳壳3钱　元参3钱　川军3钱

【用法】 生姜二片为引，水煎服，三日一服，五日二服，多者两剂痊愈。

【提示】 此方适用于热性感冒。

【出处】 江西东乡（《中医名方汇编》）。

【主治】 感冒。

【方药】 栀子　连翘　甘草　二花　淡豆豉　柴胡　黄芩各二钱

【制法】 水煎。

【用法】 内服。

【出处】 光化县（《湖北验方集锦》第一集）。

【主治】 感冒初起。症见恶寒发热，咽喉疼痛，身痛，咳嗽，口渴。

【方药】 荆芥四钱　防风四钱　板蓝根十钱　蚤休十钱　升麻五钱　青果五钱　射干五钱　瓜壳五钱　青黛四钱　枇杷叶七钱　生甘草十钱

【用法】 水煎服，每日早晚各服1次。

【出处】 张之文献方。

【主治】 感冒，鼻流清涕，咽痛，痰嗽或伴见恶心，大便稀，或有发热恶寒。

【方药】 苏叶 薄荷 藿香 防风 荆芥各三钱 金银花四钱 苍术 黄芪各三钱 生甘草一钱

【用法】 每日1剂，水煎两次，分早、中、晚三次温服。一般感冒3剂、重症感冒6剂即可痊愈。

【加减】 咽喉痛者，加桔梗三钱，僵蚕二钱；咳嗽痰多稠者，加浙贝母三钱；清稀者，加半夏（制）三钱，陈皮三钱；头痛者，加白芷三钱，川芎三钱；夏季感冒，恶寒无汗，加香薷二钱；口渴汗出，小便短赤者，加滑石五钱，石膏七钱，荷叶三钱。

【提示】 本方适用于普通感冒、肠胃型感冒，对流行性感冒有预防作用。故若遇集体感冒，可按此比例同煎，分给每个病人服用即可。小儿用量酌减。

【出处】 宋健民献方。

【主治】 寒包火（外寒内热）感冒。

【方药】 麻黄七钱 炒杏仁十钱 生石膏十三钱 生甘草七钱 浙贝七钱 天花粉十钱

【用法】 共为细面。每次服半钱，6~8小时一次，饭后白水送下。

【出处】 姚晶莹献方。

【主治】 四时感冒。

【方药】 柴胡四钱 葛根四钱 羌活三钱 白芷三钱 桔梗三钱 黄芩四钱 生芍五钱 石膏一钱 生甘草二钱

【加减】　头痛剧者，加川芎、防风；呕恶者，加半夏、生姜；咳嗽、咽痛，减羌活、白芷，加麻黄、北杏、银花、连翘、鱼腥草；腹痛泄泻，减石膏，加半夏。

【用法】　水煎，每日1剂。

【禁忌】　阴虚，舌质紫绛者忌用。

【出处】　魏俊良献方。

二、风寒感冒

　　风寒感冒是因感受外界风寒邪气所致，主要表现有恶寒、发热、鼻塞、流涕、头身疼痛等症，特点是恶寒重、发热轻，无汗，鼻流清涕，口不渴，舌苔薄白，脉浮或浮紧。

　　【主治】　解风寒，追风湿。

　　【方药】　黑风藤—两

　　【制法】　研成细末。

　　【用法】　内服，每次一钱。开水冲服，可解风寒；烧酒吞服，可追风湿。

　　【出处】　蒙素华（《贵州民间方药集》增订本）。

　　【主治】　风寒感冒。

　　【方药】　五匹风五钱

　　【制法】　研成细末。

　　【用法】　开水吞服，每次一钱。

　　【出处】　易文轩（《贵州民间方药集》增订本）。

　　【主治】　风寒感冒，头痛、鼻塞、身体酸痛。

　　【方药】　鹅不食草—两

【制法】 加烧酒四两，浸泡三天。

【用法】 每次服用酒浸液一酒杯。

【出处】 胡玉森（《贵州民间方药集》增订本）。

【主治】 风寒感冒，头晕、腹胀、脉沉。

【方药】 蓝布正三钱　老姜三钱　菜油一钱

【制法】 加水一小碗半，煎汤半碗。

【用法】 内服，一次服用。

【出处】 王金安（《贵州民间方药集》增订本）。

【主治】 风寒感冒。

【方药】 防雀花根二钱　雀不踏三钱　生姜一钱

【制法】 加水一小碗半，煎汤大半碗。

【用法】 内服。

【出处】 陈锡彬（《贵州民间方药集》增订本）。

【主治】 风寒感冒，咳嗽。

【方药】 胡椒粉　辣椒子　小茴散　生姜粉各等分

【制法】 上药研为散。

【用法】 内服，每次 1 克，每日 2~3 次。

【出处】 江克明献方。

【主治】 伤寒感冒头痛。

【方药】 麻黄三钱　白芍三钱　桔梗二钱　陈皮三钱　甘草二钱　生姜、大葱引

【用法】 水煎服。

【出处】 安国县南柳絮村胡家志（《祁州中医验方集锦》第一辑）。

【主治】 内伤生冷、外感风寒，身痛腹痛。

【方药】 苍术二钱 厚朴一钱 陈皮一钱半 半夏二钱 甘草一钱 茯苓二钱 麻黄一钱半 桂枝一钱半 枳壳二钱 桔梗一钱半 川芎一钱半 当归二钱 白芍二钱 白芷一钱

【用法】 生姜三片为引，水煎服。

【出处】 阳原县马耀武（《十万金方》第二辑）。

【主治】 外感风寒，头疼身疼，以及四肢酸痛泻泄等症。

【方名】 升阳益胃汤

【方药】 党参三钱 白术三钱 黄芪三钱 川黄连一钱五分 法半夏二钱 陈皮三钱 茯苓三钱 防风三钱 泽泻三钱 川羌活一钱五分 独活三钱 柴胡三钱 白芍三钱 甘草一钱。引用生姜三片 大枣五枚

【制法】 水煎三次。

【用法】 一日二次，早晚空心服之。

【出处】 延庆县郭占霖（《十万金方》第三辑）。

【主治】 风寒感冒。

【方药】 藿香二钱 腹皮二钱 炙甘草一钱 茯苓三钱 桔梗一钱 白术二钱 厚朴二钱 法半夏二钱 白芍二钱 陈皮二钱 神曲二钱 紫苏一钱 生姜三片 大枣三枚

【制法】 水煎。

【用法】 内服。

【加减】　热甚加黄连，寒多加干姜，寒甚再少加附片，呕吐去甘草，肿胀去大枣加灯心，痰湿气滞加木香去白芍。

【出处】　鄂城县（《湖北验方集锦》第一集）。

【主治】　发热恶寒，咳嗽鼻衄。

【方药】　荆芥一钱半　银花三钱　香薷一钱　栀子一钱　竹叶二钱　连翘二钱　丹皮一钱半　甘草二钱　茅根三钱

【制法】　水煎。

【用法】　内服。

【出处】　沔阳县（《湖北验方集锦》第一集）。

【主治】　风寒感冒。

【方药】　芥穗三钱　防风三钱　细辛三钱　白芷四钱　生姜三片　葱白一寸

【用法】　水煎服。

【出处】　马国良献方。

【主治】　风寒感冒。

【方药】　葛根四至五钱　白芷三至四钱　辛夷三钱　连翘五钱　板蓝根十钱　浙贝母三至四钱

【用法】　水煎服，每日 1 剂，日服 3 次。

【加减】　若热重无汗者，加荆芥穗四钱；体弱者，加明沙参六至八钱；咳重者，加杏仁三至四钱；咳而咽干者，浙贝母改为川贝母二至三钱（冲服）；感冒夹湿者，加重白芷为四至五钱，加车前草四至五钱。

【提示】　本方是赵棣华老中医之经验方。"风热"、"风寒"之感冒皆可应用。经大量病例观察，其疗效肯定。

【出处】　周显富（《湖北验方集锦》第二辑）。

【主治】　风寒感冒。

【方药】　防风　桔梗　陈皮　甘草　枳壳　泽泻各三钱

【加减】　春加薄荷，夏加紫苏，秋加红枣，冬加生姜；风热、风温加银花、连翘；风湿加苍术、藿香。流行感冒加生艾叶；痄腮加柴胡；百日咳加皂角。

【用法】　水煎服，每日一剂。一般三剂即愈，如无效应改用他方。

【出处】　杜勉之献方。

【主治】　风寒感冒。症见恶寒发热、无汗、头痛、四肢酸痛、鼻塞声重、鼻流清涕、喉痒、咳嗽、痰多清稀。

【方药】　荆芥　防风　苏叶各二钱　清半夏　广皮各三钱　忍冬藤　连翘各四钱

【用法】　每日1剂，水煎服，日服2次。

【加减】　如咳嗽重，加炙前胡、炙白前各三钱，甘草一钱；恶寒重，加桂枝二钱；周身痛楚，加羌活、独活各三钱；头痛，加川芎二钱，蔓荆子一钱。

【提示】　若病初起，宜重用荆芥、防风、苏叶，一般各9克；忍冬藤、连翘少用或去之。或再加葱白、淡豆豉适量促其汗解。本方去忍冬藤、连翘加葱白、淡豆豉，用治伤风感冒。验之临床，效果尤佳。

【出处】　王季儒献方。

【主治】 风寒感冒。

【方药】 白芷二钱 羌活三钱 荆芥三钱 板蓝根三钱 黄芩三钱 杏仁三钱 前胡三钱 生石膏十钱 豆豉二钱

【用法】 水煎服，日一剂。

【出处】 裴正学献方。

【主治】 风寒感冒。

【方药】 葛根 赤芍 香附各三钱 升麻 陈皮 川芎白芷各二钱 紫苏二钱 麻黄 甘草各三钱

【用法】 每日1剂，水煎服，日服2次。

【加减】 春季加荆芥，夏季加藿香，秋季加黄芩，冬季加金银花。

【出处】 （浙江省中医秘验方大全》）。

【主治】 风寒感冒，内挟痰饮（即中脘停痰，又感风寒，属外寒内饮之证）。

【方药】 云茯苓四钱 姜半夏三钱 前胡二钱 细辛一钱炙旋覆花 荆芥 杏仁 炙桑白皮 桔梗 化橘红各三钱 生甘草一钱

【用法】 水煎服，每日1剂，日服2~3次。

【提示】 本方是已故老中医王祉珍经验方。由古方金佛草散化裁而成。验之临床，确有良效。

【出处】 成都市1975年中医学术经验交流会《资料选编》（内部资料）。

三、风热感冒

风热感冒是因感受外界风热邪气所致，主要表现有恶寒、发热、鼻塞、流涕、头身疼痛等症，特点是发热重、恶寒轻，有汗，鼻流浊涕或黄涕，口渴，舌苔薄黄，脉浮数。

【主治】　风热感冒，汗多、身体酸痛。

【方药】　夏枯草三钱　银花三钱　白菊花二钱

【制法】　加水两小碗，煎汤一小碗。

【用法】　内服。

【出处】　陈芳国（《贵州民间方药集》增订本）。

【主治】　风热头痛，鼻塞不通。

【方药】　苍耳子二钱　辛夷一钱半　薄荷二钱　白芷三钱
葱白一个

【用法】　水煎服。

【出处】　安国县和平村魏祥生（《祁州中医验方集锦》第一辑）。

【主治】　风热感冒。

【方药】　山银胡（丝石竹）三钱　紫草二钱　连翘（带

心）三钱　板蓝根五钱　生石膏五钱

【用法】　水煎服，日一剂。

【出处】　赵宪法献方。

【主治】　风热感冒。

【方药】　银花七钱　连翘七钱　川黄连三钱　黄芩五钱　黄柏三钱

【用法】　水煎服。

【出处】　午雪峤献方。

【主治】　风热感冒。

【方药】　防风　桔梗　陈皮　甘草　枳壳　泽泻各三钱

【加减】　春加薄荷，夏加紫苏，秋加红枣，冬加生姜；风热、风温加银花、连翘；风湿加苍术、藿香。流行感冒加生艾叶；疟腮加柴胡；百日咳加皂角。

【用法】　水煎服，每日一剂。一般三剂即愈，如无效应改用他方。

【出处】　杜勉之献方。

【主治】　风热感冒。

【方药】　鸭跖草十钱　连翘五钱　金银花　板蓝根　桔梗　甘草各三钱

【用法】　上药用冷水浸泡2小时（水淹没药面），文火煎沸服之。复煎两次，每次复煎前均加水浸泡5~6小时。每日1剂，连服2~3剂。

【出处】　刘有富献方。

【主治】　风热感冒。

【方药】　葛根_{四至五钱}　白芷_{三至四钱}　辛夷_{三钱}　连翘_{五钱}　板蓝根_{十钱}　浙贝母_{三至四钱}

【用法】　水煎服，每日 1 剂，日服 3 次。

【加减】　若热重无汗者，加荆芥穗四钱；体弱者，加明沙参六至八钱；咳重者，加杏仁三至四钱；咳而咽干者，浙贝母改为川贝母二至三钱（冲服）；感冒夹湿者，加重白芷为四至五钱，加车前草四至五钱。

【提示】　本方是赵棣华老中医之经验方。"风热"、"风寒"之感冒皆可应用。经大量病例观察，其疗效肯定。

【出处】　周显富（《湖北验方集锦》第二辑）。

【主治】　风热感冒。

【方药】　金莲花_{五钱}　大青叶_{五钱}　生地_{三钱}　元参_{三钱}　知母_{三钱}　薄荷_{三钱}　生甘草_{一钱}

【用法】　水煎。每日一剂，早中午晚分 4 次服。

【出处】　靖雨珍献方。

【主治】　风热感冒。

【方药】　薄荷（后下）_{二钱}　连翘_{五钱}　银花_{五钱}　板蓝根_{五钱}　北杏_{五钱}　芦根_{十钱}　黄芩_{五钱}　甘草_{二钱}

【用法】　水煎服，日一剂。

【出处】　刘博仁献方。

【主治】　风热感冒。

【方药】　银花_{十钱}　连翘_{五钱}　板蓝根_{五钱}　公英_{五钱}　鲜

茅根十钱　桔梗三钱　生军一钱　羚羊角粉（冲服）半钱

【用法】　水煎服。

【出处】　张浩良献方。

【主治】　风热感冒。

【方药】　连翘　银花　黄芩　山栀子　薄荷　甘草　芦根　滑石　豆卷　大青叶各等份

【用法】　水煎服，日一剂。

【出处】　刘彭年献方。

【主治】　风热感冒。

【方药】　大青叶　连翘各四钱　金银花　牛蒡子各六钱　贯众五钱　荆芥　淡豆豉　桔梗　杏仁各三钱　薄荷（后入）苏叶　前胡各二钱

【用法】　水煎服，轻者每日1剂，重者每日2剂。体温39℃以上者可加补液。

【出处】　（《湖北省验方汇编》）。

【主治】　风热感冒初起。

【方药】　金银花　连翘各三至五钱　杏仁　浙贝母　枳壳各三钱　牛蒡子　僵蚕　前胡各二至三钱　桔梗二钱　蝉蜕一至二钱　葱白（捣烂另后下）七钱　甘草一钱

【用法】　每日1剂，水煎服，日服2次。一般服2～5剂即愈。

【禁忌】　忌食辛辣及油腻之品，戒烟酒。

【出处】　陈寿喜（《河南省中医验方秘方汇编》）。

【主治】 风热感冒。

【方名】 加味银翘散

【方药】 银花五钱 连翘三钱 川芎二钱 荆芥三钱 防风三钱 天虫二钱 蝉衣一钱 薄荷二钱 生地三钱 元参三钱 桔梗一钱 甘草一钱

【用法】 清水煎服。

【出处】 完满县解代贤（《十万金方》第六辑）。

三、风热感冒

四、暑湿感冒

暑湿感冒是发生在闷热夏季的感冒，也就是老百姓俗称的热伤风。

这种感冒的治疗跟风寒感冒和风热感冒都不同。中医对暑湿感冒的治疗，主要采用清暑祛湿的方法。

【主治】 暑湿感冒。

【方药】 藿香三钱 白芷三钱 薄荷三钱 法夏五钱 陈皮二钱 茯苓皮五钱 木通二钱 生苡米十钱

【用法】 水煎服。

【出处】 马国良献方。

【主治】 暑湿感冒，低热。

【方药】 连翘五钱 茯苓三钱 荷叶（鲜荷叶可用一张）二钱 杏仁三钱 佩兰二钱 白茅根五钱 陈皮二钱 苡仁三钱 竹叶二钱 生甘草一钱 金银花二钱

【用法】 每日1剂，水煎代茶，频频饮用。

【加减】 若兼有表邪，可加芦根与薄荷；若小便赤短者，可加滑石。

【出处】　吕中献方。

【主治】　伏暑高热。

【方药】　知母五至九钱　生甘草三钱五分　生地十二钱　粳米
金银花各六钱　连翘六至十二钱　玄参十二钱　麦冬九钱　鲜白茅
根四十七钱　生石膏九至二十三钱

【制法】　每剂加水 800 毫升，先煎白茅根，去渣，再入
诸药，大火煮沸，慢火煎煮 30 分钟，过滤出 300 毫升，煎
二次共 600 毫升，每服 200 毫升，一日分 3 次温服。

【用法】　每日 1 剂；若病不减，可继服 1~2 剂。或一
日服 2 剂，病势即减。

【出处】　沈自意（《成都市秘方验方经验汇编》）。

【主治】　小儿暑湿感冒。

【方药】　苏叶　藿香各三钱　连翘五钱　薄荷六钱　白芷
川黄连　黄芩各三钱　甘草二钱

【用法】　每日 1 剂，水煎服，日服 4 次。水煎取汁约
150 毫升。1 岁以内，1 次服 20 毫升；2 岁以内，1 次服 30
毫升；3 岁以内，1 次服 40 毫升，隔 2 小时服 1 次；3 岁以
上，1 次服 150 毫升，一日分 3 次服。

【出处】　王传吉（《湖北验方集锦》第二辑）。

【主治】　小儿夏季热。

【方药】　金银花　连翘　白薇　西洋参（另炖，兑服）
淡竹叶各三钱　糯稻根十钱　蝉蜕一钱　象牙丝（先煎）四钱　生
甘草一钱（此为学龄儿童量，2 岁以下酌减 1/3 量）

【用法】 水煎服，每日 1 剂，分 2~3 次服。

【出处】 林瑞石（《十万金方》）第三集）。

【主治】 小儿夏季热（暑邪夹积滞）。

【方药】 香薷　淡豆豉　苏叶　建曲　枳壳　谷麦芽　青蒿　连翘　陈皮各三钱　厚朴　胡黄连各二钱　焦山楂五钱

【用法】 上药加水浓煎。3 岁以下小儿，2 日 1 剂；3 岁以上小儿，3 日服 2 剂；7 岁以上小儿，每日 1 剂，日服 2~3 次。

【出处】 宋明利（《上海地区临床验方汇编》）。

【主治】 小儿夏季热。

【方药】 生石膏七钱　知母　竹叶　甘草各一钱五分　西洋参一钱　鲜石斛二钱（干品减半）　鲜芦根七钱　鲜生地四钱（干品减半）　黄芩一钱　粳米五钱

【用法】 每日 1 剂，水煎服，日服 3 次；热重时一日可服 2 剂，可连续服用数周。

【加减】 热重不退者，可加金银花 9 克，连翘 6 克；纳呆、大便不实者，去知母、石斛及生地，加生山楂 9 克，白术 6 克，白扁豆 9 克；乏力倦怠、精神不振者，可加孩儿参、黄芪各 10 克。

【出处】 孟仲法（《浙江省中医验方》）。

五、感冒失音

　　失音是指神清而声音嘶哑，甚至不能发出声音的症状，多由风寒或风热火毒等邪气犯喉所致。外感风寒或风热时，容易出现失音的症状。

【主治】 感冒失音。

【方药】 麻黄一钱　甘草一钱　胖大海三个

【用法】 滚开水冲泡，一日服二次，一两日即愈。

【出处】 杭州市董志仁（《浙江中医秘方验方集》第一辑）。

六、感冒发烧

　　感冒发烧是指因感冒引起的发热症状，一般来说，体温超过 37.5℃，就称为发烧。

　　中医中药对于感冒发烧有很好的治疗效果。值得注意的是，如果发烧持续不退，甚至温度不断升高，并伴有精神不佳、呕吐等症状时，需要及时去医院就诊。

【主治】　感冒发烧。

【方药】　黑豆一合

【制法】　炒熟为末，共分二服。

【用法】　早晚分服，白水送下，即效。

【出处】　赤城县半壁店分院程普仁（《十万金方》第二辑）。

【主治】　一切感冒，头痛身热无汗者。

【方名】　芝麻茶（土方）

【方药】　茶叶二钱　半芝麻五钱

【用法】　水煎服，出汗即愈。

【出处】　景县孙贵目（《十万金方》第十二辑）。

【主治】 感冒初起（普通感冒），身热恶寒、头痛、鼻塞声重。

【方药】 萱花（金针菜）干的三钱

【用法】 将此花以水一大碗煎之，顿服，复被而卧，小汗自出愈。

【出处】 安国县高天佑（《十万金方》第十二辑）。

【主治】 风温发热，汗出过多。

【方药】 地栀子根一两

【制法】 切细，加酒四两，浸泡三天左右。

【用法】 内服酒浸液，每次一酒杯。

【出处】 李华秀（《贵州民间方药集》增订本）。

【主治】 感冒发烧。

【方药】 大鹅儿肠三钱

【制法】 加水煎汤。

【用法】 一次服用。

【出处】 张素珍（《贵州民间方药集》增订本）。

【主治】 发烧，治头痛、体软。

【方药】 金腰带干花一钱

【制法】 研成细末。

【用法】 用酒吞服。

【出处】 胡玉森（《贵州民间方药集》增订本）。

【主治】 退烧。

【方药】 青蒿_{不拘多少}

【用法】 用鲜青蒿搓水，冷开水和冰糖或红糖，冲服一小杯。

【提示】 青蒿消炎利尿，能治骨蒸劳热、蓐劳虚热、久疟等，故对于热重湿轻之温热病，退烧有效。惟脾胃虚寒泄泻者勿用。

【出处】 民间验方（《成都市中医验方秘方集》第一集）。

【主治】 感冒发烧。

【方药】 生石膏_{五钱}　冰糖_{五钱}

【制法】 石膏研碎，和冰糖加水煎汁，去渣。

【用法】 内服。

【提示】 如高热可多加石膏，干烧可多加冰糖，乃常用之方。

【出处】 太康王俊奇（《河南省中医秘方验方汇编》续二）。

【主治】 感冒发烧。

【方药】 生石膏_{十钱}　知母_{五钱}　青蒿_{五钱}　生甘草_{三钱}

【用法】 石膏生用、打碎、先煎 20 分钟，余药浸泡清水中，再用武火急煎，沸后控制在 10 分钟以内，以免青蒿有效成分挥发。日煎两次，频频口服。

【出处】 陆进献方。

【主治】 外感发热。

【方药】 羌活 牛蒡子各三钱 蒲公英十钱 薄荷二钱

【用法】 每日1剂,水煎服,日服2次。

【加减】 咳嗽,加杏仁、桔梗、前胡各三钱;咽痛,加板蓝根十钱,玄参三钱,马勃二钱克;胸闷、纳呆、舌苔腻,加厚朴、半夏、枳壳各9克。

【提示】 本方亦适用于流行性感冒,上呼吸道感染,急性扁桃腺炎,腮腺炎等,凡上感热毒偏重所引起的各病证,用之皆验。

【出处】 (《上海地区临床验方汇编》)。

【主治】 感冒高热。

【方药】 青蒿五至十钱 银柴胡四至五钱 白芷二至三钱 辛夷二至三钱

【用法】 水煎服,每日1剂,日服2次或频服。

【加减】 周身酸痛,轻者,加秦艽三钱,葛根三钱;重者加羌活、独活各三钱;咽痛,加山豆根三钱,桔梗二钱;咳嗽,加杏仁、川贝各三钱。

【出处】 周学池献方。

【主治】 感冒高热。

【方药】 生石膏十至二十钱 金银花三至十钱 薄荷 蝉蜕各二至三钱 生甘草二钱(儿童剂量酌减)

【用法】 水煎服,每日1剂,日服2次。病重日2剂。

【加减】 客寒包火,冬加麻黄,夏加香薷;夹湿者,加藿香、苍术;小儿伤风者,加石决明、炒僵蚕、钩藤,并重用蝉蜕、石膏；若高热汗多，重用薄荷、蝉蜕，酌减石膏。

【出处】 王善清（《山西省中医验方汇编》）。

【主治】 感冒发烧。

【方药】 葛根五钱 桔梗三钱 芦根七钱 党参三钱 粳米三钱 生甘草二钱

【用法】 每日1剂，水煎两次，两汁混合，1日2次分服。

【出处】 胡天雄（《十万金方》第三辑）。

【主治】 感冒发烧。

【方药】 桑叶三钱 菊花三钱 银花十钱 板蓝根十钱 鸡苏散五钱 生黄芩五钱 老苏梗三钱

【加减】 鼻塞、咳嗽，加大贝母、制竹茹；体痛，加丝瓜络或鹿衔草。

【用法】 每日一剂，二煎需在服头煎后4小时内服完。

【出处】 周少逸献方。

【主治】 感冒高热。

【方药】 金银花 连翘各三钱 板蓝根三钱 大青叶 野菊花 射干各三钱 生石膏二十至三十钱（先煎10分钟）

【用法】 水煎服，每日1剂，日服2~3次。

【加减】 若咳嗽，加杏仁、紫菀；咽痛，重用板蓝根，加八爪金龙；腹泻，加葛根、黄芩；便秘，重用大青叶，加番泻叶；纳差，加焦三仙。

【提示】 多数患者服药一二剂后，汗出热减，继服1

剂，热退病愈。

【出处】 黄茂泉献方。

【主治】 感冒发烧。

【方药】 荆芥 防风各三钱 银花三钱 连翘三钱 石膏十钱 淡竹叶二钱 柴胡三钱 黄芩三钱

【加减】 流感加板蓝根五钱，羌活三钱。

【用法】 水煎服，一日一剂，一般 1~2 剂可退烧。

【出处】 赵琛献方。

【主治】 感冒发热，伴恶寒、无汗、身痛体痛、苔薄白或黄、脉浮数者。

【方药】 柴胡五钱 黄芩三钱 羌活八钱 板蓝根七钱 银花七钱 蒲公英五钱 陈皮三钱 生甘草二钱

【用法】 每日 1 剂，水煎 3 次分服。重症 1 日可进 2 剂。

【出处】 张浩良献方。

【主治】 感冒高热。

【方药】 银花 板蓝根各十钱 连翘五钱 蚤休 荆芥 桔梗各三钱 薄荷（后下） 生甘草各二钱

【用法】 水煎服，每日 1~2 剂，日服 2~4 次。

【出处】 朱海龙献方。

【主治】 感冒高热，烦渴、便秘、尿黄、舌红苔黄、脉浮数。

【方药】 银花三钱 麻黄三钱 芦根十钱 黄芩三钱 生石膏十五钱 车前草十钱 大青叶十钱 山楂七钱

【用法】 水煎服，每日一剂。

【出处】 黄自立献方。

【主治】 一切外感高热。

【方药】 金银花 连翘各五钱 荆芥 防风 柴胡 黄芩各四钱 生石膏（先煎）七钱 知母四钱

【用法】 先煎生石膏 20～30 分钟后，再下余药同煎。每日 1 剂，日服 2～3 次。

【提示】 屡用效佳。

【出处】 刘茂甫献方。

【主治】 一切外感发热。

【方药】 秦艽 青蒿 桑叶 菊花 薄荷 钩藤 芦根 生薏苡仁 郁金 大贝母 白通草 大豆卷（剂量可随证酌用）

【用法】 每日 1 剂，水煎服，日服 2 次。

【加减】 湿重，加藿香、蔻仁；恶心、呕吐，加藿香梗、姜竹茹；咳嗽，加枇杷叶；口渴，加天花粉；大便秘结，加大黄；素体虚弱，以及发热 1 周以上者，加党参；久热有汗，去薄荷，加党参。

【出处】 许昌用（《江西省秘方验方集锦》）。

【主治】 感冒发烧，恶寒、头痛、鼻寒、流清涕、喷嚏、咽喉发红、无汗。

【方药】 苏叶三钱　桔梗二钱　生姜半钱　杏仁泥三钱　炙百部三钱　白芥子（捣碎）一钱　川贝母（捣碎）三钱　炙桑皮三钱　橘红三钱　清半夏三钱　生甘草半钱　前胡二钱　黄芩三钱

【用法】 水煎20分钟至约50毫升，分少量作多次服，一般2~3小时服一次，中病即止。

【出处】 周天心献方。

【主治】 起初恶寒发热，全身乏力，不能起床，继以发热不退，夜间为甚，时谵妄不安，两耳聋闭。

【方药】 银花3钱　荆芥2钱　薄荷2钱　连翘5钱　淡豉3钱　栀子2钱　竹叶2钱　芦根2钱　牛蒡2钱　桔梗2钱　甘草2钱

【用法】 水煎，调清心牛黄丸一粒，分二次调服。

【提示】 1. 在西医所谓大肠出血的时候，面色舌质虽然因出血而呈淡白，脉象模糊，体温随失血而下降的也有，但仍舌苔焦状，口渴嗜饮，为内热迫血妄行所致，不能因有失血失色，而误用强心兴奋之剂。此时应用：生地黄2两，阿胶4钱，赤石脂一两（一半研冲），三七2钱，小蓟5钱，槐花4钱，艾叶3钱，侧柏5钱，黄芪3钱（此药须大量出血不止用之），丹皮5钱，菖蒲3钱，鲜生地汁20钱冲服（如无鲜生地汁，可用生地2两，用开水浸一小时，擂烂取汁亦可）连服二剂。

2. 血止后，正气渐复，余邪又复蠢动，扰乱心色之血，使神明不定，谵语频妄，躁扰不安者，继以下方：鲜生地2

两，赤苓 3 钱，花粉 3 钱，白薇 2 钱，鲜石斛 5 两，连翘 3 钱，银花 4 钱，槐花 4 钱，侧柏叶 3 钱，肤皮 3 钱，龙骨 6 钱，生石决明 6 钱，牛黄清心丸一粒，药汤下。

【提示】 此方系中医伤寒方，应由医师掌握应用。

【出处】 江西石城（《中医名方汇编》）。

【主治】 小儿外感风寒化火所致高热。

【方药】 犀角一钱（可由十钱水牛角代替） 黄连 栀子 滑石各二钱

【用法】 上药共研极细末，过细罗，贮瓶备用。6 个月以下，每次服三厘；6 个月至 1 岁、每次服一分至一分五厘；1~3 岁，每次服一分五厘至三分；3~6 岁，每次服二至四分，6~12 岁每次服五分。每日服 3 次。

【出处】 李晏龄（《山西省中医验方汇编》）。

【主治】 小儿外感发热。

【方药】 僵蚕 蝉蜕 薄荷 荆芥 桔梗各四钱 黄芩 连翘 神曲 玄参 竹叶 山栀各七钱 甘草二钱 蔗糖适量

【用法】 上药制成糖浆 100 毫升。1 岁以内每服 5~10 毫升；1~2 岁，10~15 毫升；2~5 岁，15~20 毫升；6 岁以上服 20~25 毫升。日服 3 次。高热患儿服药后体温未降者，改为 2 小时服药 1 次；体温降后，仍依前法服用。

【出处】 陈红庆。

【主治】 小儿外感高热。

【方药】 羌活 石膏 柴胡 薄荷（后入） 黄芩 酒

大黄 青蒿 金银花 大青叶 神曲 甘草（剂量视病情酌定）

【用法】 水煎服，每日1剂，频服。

【加减】 咳嗽者，加桑叶，前胡；呕吐者，加陈皮，竹茹；消化不好者，加焦山楂，麦芽。

【出处】 邹习荣（《四川省中医座谈会经验方》）。

【主治】 小儿四时感冒发热，咽喉红肿，以及其他病毒感染性病症。

【方药】 黄芩十五钱 柴胡十二钱 黄连十钱 寒水石 白屈菜各八十五钱 菊花二钱 牛黄二钱 重楼 射干 板蓝根 蝉蜕 紫荆皮 天竺黄各一钱五分 珍珠 冰片各半钱 麝香八分

【用法】 上药共研极细粉，装入胶囊，备用。每次服二分至半钱，温开水兑服，日服4次。

【治验】 曾依此法治疗小儿发热500例，有效率达89.8%，平均退热时间为1.5天。

【出处】 王烈献方。

【主治】 高烧咳嗽，气粗隐隐不出。

【方药】 干山楂五分

【用法】 为末，一次服完，白水送下即出。

【治验】 治愈本村赵杏娟、韩小兵、张小英等六十余人。

【出处】 张乡张子棠（《祁州中医验方集锦》第一辑）。

【主治】 无名高热。

【方药】 狗尾草二两

【用法】 加适量冬瓜糖炖服。

【出处】 长乐县金峰镇厅头顶十三号杨羚、福州市升平社十四号王习芦（《福建省中医验方》第四集）。

【主治】 发热不退。

【方药】 蚯蚓十多条

【用法】 浸在酒中，然后取出蘸明矾末，整条盘在脐上并包扎之。

【出处】 仙游县卫生工作者协会（《福建省中医验方》第三集）。

【主治】 发高烧不退。

【方药】 芭蕉水一小盏

【用法】 调白糖服。

【提示】 取芭蕉水的方法：用竹筒削成斜尖型，插入芭蕉干内，隔夜取出，竹筒内就有芭蕉水。

【出处】 威远县中医研究组（《四川省中医秘方验方》）。

【主治】 退高热。

【方药】 地龙（即蚯蚓）适量　白糖适量

【制法和用法】 熬水服。

【提示】 地龙清热行水，用白颈者或产于韭菜地者更佳，置水中略搅动，令其吐出腹内泥沙，然后用之。温热病高烧不退，甚至发狂者，本方有效。

【出处】 周太清（《成都市中医验方秘方集》第一集）。

【主治】 高热。

【方药】 燕窝泥　青壳鸭蛋1个

【用法】 取青壳鸭蛋蛋白和燕窝泥调匀成饼，敷肚脐上，二小时有效。

【提示】 小便通即药力到，可敷到热退，并可换药连敷。如发生青口冷，加葱白、艾叶水泡后同敷。本方对小儿麻疹高热、发痉挛亦有效。

【出处】 江西贵溪毛济深（《中医名方汇编》）。

【主治】 高烧不退，神昏谵语。

【方药】 谷草灰　童便

【用法】 谷草一把烧灰，和童便调成糨糊状，贴敷胸窝。

【提示】 高热不退，狂热已极，故有谵语神昏现象。童便治狂热，朱丹溪谓其滋阴降火之功甚速；稻草生长水田，有行水清热之作用。药虽外贴，性必内达，内外相应，其病自解。

【出处】 徐惠群（《成都市中医验方秘方集》第一集）。

【主治】 无名高热。

【方药】 地龙干二条　灯心草五节（约五寸）　　冬蜜二钱

【用法】 开水冲服。

【出处】 省中医进修学校王福泽（《福建省中医验方》第四集）。

【主治】 上呼吸道感染、腮腺炎等病毒感染性发热。

【方药】 石膏三十三钱 知母八钱五分 葛根五钱 柴胡五钱

【用法】 每日 2 剂，每剂煎两次，每次煎取 100 毫升，共混合 400 毫升，每 6 小时服 80~100 毫升。儿童酌减。

【出处】 赵登良（《十万金方》第三集）。

【主治】 无名高热。

【方药】 金线莲（干）五分 双钩藤一钱 京蝉蜕（去头足）三只 冰糖适量

【用法】 开水炖服，分作数次频服。

【提示】 此方治小儿热性病后期之阴虚血热及暑热等，呈消耗性热型者。

【出处】 仙游县枫亭联合诊所杨春波（《福建省中医验方》第四集）。

【主治】 波状热，各种关节痛。

【方药】 枇杷叶二钱 郁金一钱半 射干一钱 白通草一钱 香豆豉一钱半

【煎法及服法】 用水三茶杯，煎至一茶杯，清出，饭前温服。隔三小时，渣再煎服。

【禁忌】 孕妇忌服。

【出处】 （《青海中医验方汇编》）。

【主治】 肺痈（急性肺脓疡）初期发热。

【方药】 半枝莲 金银花各五钱 鱼腥草五至十钱 虎杖 黄芩 桔梗各四钱

【用法】 每日 1 剂（病情重者每日 2 剂），水煎服，日服 3~6 次。

【加减】 高热不退，加生石膏十钱（先煎），知母三钱；痰中带血，加白茅根十钱，旱莲草五钱。

【出处】 金华市张兴（《浙江省中医验方》）。

【主治】 发热咳嗽，主要用于慢性支气管炎继发肺部感染。

【方药】 黄连一钱 黄芩二钱 冬瓜子五钱 黛蛤散十钱 鱼腥草十钱 生川军二钱

【用法】 水煎服，每日 1 剂，日服 3 次。

【出处】 （《四川省中医座谈会经验方》）。

【主治】 发烧，阑尾炎初期所致者。

【方药】 川楝子 金银花各五钱 延胡索 牡丹皮 桃仁 大黄（后下） 木香各三钱

【用法】 水煎服，每日 1 剂，分 2 次服。

【加减】 便秘甚者，加芒硝（分冲）三钱；恶心呕吐，加竹茹、半夏各三钱；血聚成块者，加红藤十至二十钱。

【出处】 经验方（《天津经验方汇集》）。

【主治】 一切急性发热病初期。

【方药】 牛蒡子三钱 葛根五钱 黄芩 柴胡各三钱 金银花 连翘各七钱 桂枝一钱 生姜三片

【用法】 每日 1 剂，水煎服，日服 2 次。

【出处】 姜正卿（《中医验方汇编》）。

【主治】 高烧，细菌性痢疾所致者。

【方药】 黄连二至三钱 木香半钱至一钱 莱菔子三钱 槟榔一钱五分 焦山楂四钱 金银花十钱 焦榴三钱 厚朴二钱

【用法】 水煎服，每日1剂，日服2次。

【出处】 （《吉林省中医验方秘方汇编》）。

【主治】 高热，急性阑尾炎热毒期）所致者。

【方药】 金银花二十钱 大黄八钱 蒲公英 冬瓜仁各十钱 牡丹皮五钱 川楝子 生甘草各三钱 木香二钱

【用法】 水煎服，每日1剂，日服2次。

【出处】 经验方（《天津经验方汇集》）。

【主治】 脾肾阳虚久热（发热稽留不退）。

【方药】 加减理中地黄汤：黄芪二钱 红参六分 当归一钱 枸杞一钱半 酸刺仁一钱半 山萸肉一钱 云苓二钱 核桃一钱半 附子一钱 肉桂五分 炮姜五分 熟地三钱 焦术二钱

【用法】 水煎服，每日一剂。

【治验】 本院住院部儿科，用此治疗二例因消化不良而引起的高热稽留不退，一剂好转，两剂痊愈。今附一例于后：

杨某某，男，二岁半，泄泻呕吐，发热不退（38℃～39℃之间）已半个多月，大便如蛋花样，口渴烦躁，营养极度不良，西医各种治疗均无效。服上方两剂，热即下降，诸症痊愈。

【提示】 理中地黄汤，是儿科用治慢脾风的著名方剂，移用于营养不良而引起的发热不退，是合理的。

【出处】　宜春专区人民医院中医科（《锦方实验录》）。

【主治】　波状热初期，热不高，头痛，恶寒，身疼，周身倦怠，食欲不振，午后发烧，自汗，舌苔滑白不渴，颜面苍白。

【方药】　杏仁三钱　滑石四钱　通草一钱半　白蔻一钱半生薏米四钱　厚朴一钱半　法夏三钱　竹叶一钱半

【用法】　用水三茶杯，煎至一茶杯，清出，饭前温服。隔三小时，渣再煎服。

【提示】　小儿按年龄酌减。

【禁忌】　孕妇忌服。

【出处】　（《青海中医验方汇编》）。

【主治】　波状热进行期，体温忽上忽下，高热自汗，身痛，舌苔淡黄滑腻。

【方药】　黄芩二钱　滑石三钱　通草一钱　腹皮一钱半　白蔻二钱　茯苓皮三钱　猪苓二钱

【煎法及服法】　用水二茶杯，煎至多半茶杯，清出，饭前温服。隔三小时，渣再煎服。

【禁忌】　孕妇忌服。

【出处】　（《青海中医验方汇编》）。

【主治】　波状热，胃部膨满，消化不良，食欲减退，大便秘结，小便赤涩，舌苔滑白，发烧，出虚汗等。

【方药】　藿香二钱　茯苓皮二钱　厚朴二钱　陈皮二钱　杏仁一钱半　滑石二钱　茵陈一钱半　腹皮一钱半　神曲一钱　麦芽

一钱

【用法】 用水二茶杯，煎至多半茶杯，清出，饭前温服。隔三小时，渣再煎服。

【禁忌】 孕妇及产妇忌服。

【出处】 （《青海中医验方汇编》）。

【主治】 波状热，皮肤发疹（疱疹），身热，自汗，周身关节痛，头痛，恶寒，腹痛，下痢等。

【方药】 杏仁二钱 连翘二钱 白蔻二钱 生薏米四钱 竹叶一钱半 通草一钱半 块苓三钱 滑石三钱

【用法】 用水二茶杯，煎至多半茶杯，清出，饭前温服。隔三小时，渣再煎服。

【禁忌】 孕妇忌服。

【出处】 （《青海中医验方汇编》）。

【主治】 高热。症见喘咳鼻煽，鼻干如烟筒，痰鸣如拽锯，口渴烦躁。

【方药】 荆芥二钱 薄荷二钱 黄芩三钱 连翘三钱 银花三钱 板蓝根三钱 白头翁三钱 前胡二钱 桔梗二钱 川贝母（捣碎）三钱 生石膏三钱 知母三钱 粳米五钱 甘草八分 炙桑皮三钱

【用法】 水煎20分钟至约50毫升，分少量作多次服，一般2~3小时服一次。

【出处】 周天心献方。

【主治】 发烧。

【方药】 秦艽 青蒿 菊花 薄荷 鲜芦根 贝母 苡仁 郁金 通草 冬桑叶 大豆卷 钩藤各三钱

【用法】 水煎服，每日一剂。

【出处】 杜勉之献方。

【主治】 肺痈（已溃期），症见发热，胸痛、胸胁胀满，咳出腥臭脓痰，或痰中带血。

【方药】 鲜苇根 金银花 紫花地丁 蒲公英各十钱 连翘五钱 鱼腥草 冬瓜仁各十钱 薏苡仁五钱 桃仁 杏仁各三钱 苦桔梗二钱 甘草节一钱 川贝母三钱 犀黄丸（吞）一钱

【用法】 水煎服，每日 1 剂，日服 2~3 次。

【提示】 肺痈即西医所说的肺脓肿，以及化脓性肺炎、肺坏疽、支气管扩张、伴化脓性感染等。

【出处】 郑大国献方。

【主治】 阴虚潮热。

【方药】 银柴胡（水炒） 远志各一钱 炙鳖甲 甜杏仁 象贝母 炒谷芽 炒麦芽各三钱 竹沥 半夏 紫菀各二钱 黄芩（酒炒） 知母（酒炒） 橘红各一钱五分 生薏苡仁四钱

【用法】 水煎服，每日 1 剂，日服 2 次。

【加减】 咳嗽重，加款冬花 6 克，炙枇杷叶 9 克。

【出处】 金华市张兴（《浙江省中医验方》）。

【主治】 小儿急性发热性疾病。

【方药】 青蒿 银柴胡 白薇 丹皮各三钱

【用法】 每日 1 剂，水煎服，日服 2 次或频服。

【加减】 兼咳嗽者，加苏子、桑白皮、黄芩、杏仁；兼咽喉肿痛者，加野菊花、大青叶。

【提示】 本方对于小儿急性发热性疾病，不但退热快，而且对兼有咳嗽、咽喉肿痛者，可使症状减轻或消除。

【出处】 滕宣光献方。

【主治】 小儿低热。

【方药】 厚朴　草果仁　槟榔　白芍　黄芩　知母各三钱　青蒿四钱　生甘草一钱

【用法】 水煎服，每日 1 剂，分 3~4 次服。

【提示】 屡试屡验。一般服本方热退至正常后，再以健脾利湿之剂收功，巩固疗效。

【出处】 邓维珍（《中医采风录》第二集）。

【主治】 小儿低热，半月不退，朝轻暮重，汗出较多，口渴喜饮，大便干结。

【方药】 川连一钱　附片一钱半　青蒿　白薇　炒桑叶　花粉　地骨皮各三钱　知母　淡竹叶各二钱　生甘草一钱

【用法】 水煎服，每日 1 剂，分 3 次服。连服 3~10 剂。

【加减】 纳差脾虚，加白术三钱，谷麦芽各三钱。

【提示】 临床屡用，效果甚佳，一般服药 5~10 剂即热退而愈。

【出处】 许行正（《四川省中医验方汇编》）。

【主治】 小儿高热。

【方药】 石膏二十至三十钱 青蒿五至十钱 白薇十钱 桑叶三钱 赤芍一至二钱 柴胡二至三钱 黄连半钱至二钱 荆芥三钱 山楂 神曲各三至五钱 槟榔二至三钱 天花粉三至五钱 大青叶五至十钱

【用法】 上药用凉水浸泡5~10分钟后，文火煎煮，将药煮沸后10分钟取汁。视病儿大小给药，待微汗出。日服3~4次。

【加减】 小儿年龄不足周岁者，去石膏，视病情缓急配用紫雪丹。

【出处】 邓维珍（《中医采风录》第二集）。

【主治】 小儿低烧（阴虚血热型）。

【方药】 银柴胡 青蒿 桑叶 丹皮 桑皮 地骨皮各三钱 甘草二至四分 粳米五至十钱

【用法】 水煎服，每日1剂，分3~4次服。

【提示】 本方对小儿肺炎、支气管炎、感冒等所致低热，亦有良效。

【出处】 （《四川省中医座谈会经验方》）。

【主治】 小儿气阴亏虚发热。

【方药】 党参 何首乌 黄芪 地骨皮 黑柴胡 知母 泽泻 白芍 桂枝 陈皮各二至五钱

【用法】 每日1剂，水煎。1~3岁者煎2次，分4次温服；4~10岁者煎3次，分3次温服；11~13岁者煎2次，分2次服。

【加减】 夹食滞者，加神曲、槟榔；阴虚甚者，加麦冬、北沙参；热甚者，加黄芩、干葛。

【出处】 韩铁山（《辽宁省中医验方秘方汇编》）。

【主治】 产后发热。

【方药】 荆芥一至一钱半　泽兰叶三至五钱　秦艽一钱半至三钱半　炮姜炭一至一钱半

【用法】 水煎服，每日1剂，日服2次。

【加减】 大便未解，加火麻仁十钱；纳差，加焦山楂十钱，陈皮十钱，青蒿梗五钱；外感风寒，加金银花、海桐皮各十钱，薄荷二钱、焦山楂五钱。

【出处】 南靖县马奎泰（《中医采风录》）。

【主治】 产后高热。

【方药】 荆芥十钱　柴胡五钱　防风　薄荷各三钱　党参四钱　黄芪五钱　当归　白芍　陈皮各三钱

【用法】 水煎服，每日1剂，日服2次。

【加减】 瘀血发热，加益母草五钱，桃仁、红花、丹参各三钱；暑湿发热，加生石膏十钱，知母四钱，厚朴、半夏各三钱；热度持续不退者，加黄芩三钱。

【出处】 许行正（《四川省中医验方汇编》）。

【主治】 产后外感发热。

【方药】 桂枝　炒白芍　炒荆芥　蔓荆子　炒当归炒川芎　益母草　艾叶　炮姜　通草　炙甘草各等份

【用法】 水煎服，每日1剂，日服2次。

【提示】　临床屡用，一般服 1~2 剂，即热除体复。收效颇捷。

【出处】　何子淮（《浙江省中医验方秘方经验集》）。

【主治】　退高热。

【方药】　地龙（即蚯蚓）适量　白糖适量

【用法】　熬水服。

【提示】　地龙清热行水，用白颈者或产于韭菜地者更佳，置水中略搅动，令其吐出腹内泥沙，然后用之。温热病高烧不退，甚至发狂者，本方有效。

【出处】　周太清（《成都市中医验方秘方集》第一集）。

七、感冒咳嗽

　　感冒后常出现的一个症状就是咳嗽，尤其多见于老人、儿童，以及平素患有呼吸系统慢性疾病，如慢性支气管炎、哮喘的人。

【主治】　伤风咳嗽。

【方药】　搜山虎半斤

【制法】　取水一小碗，加石灰二两，调成乳状。然后浸泡搜山虎半斤，七天后取出，用清水洗净。干燥后研成细末。

【用法】　开水吞服，每次一钱。

【出处】　古少清（《贵州民间方药集》增订本）。

【主治】　止咳、散寒，治伤风感冒咳嗽。

【方药】　鹿含草五钱

【制法】　研成细末。

【用法】　温酒吞服，每次一钱。炖肉吃可止热、收汗。

【出处】　王少洲（《贵州民间方药集》增订本）。

【主治】 凉寒久咳，头痛、鼻塞。

【方药】 苕叶细辛一钱　蜂蜜一两

【制法】 共蒸。

【用法】 取汁内服，连用两剂。

【出处】 钱少周（《贵州民间方药集》增订本）。

【主治】 感冒咳嗽。

【方药】 细辛一钱

【用法】 猪肺半斤，和上药加水适量炖三小时，久服。

【禁忌】 无痰忌用。

【出处】 南靖县超美人民公社金联队王文华（《采风录》第一集）。

【主治】 感冒咳嗽。

【方药】 鲜藿香叶切碎

【用法】 冲米汤泡子服。

【出处】 威远县中医研究组（《四川省中医秘方验方》）。

【主治】 感冒咳嗽，并治支气管炎。

【方药】 五味子五钱

【加减】 属寒者，加干姜三钱，辽细辛三钱；属热者，加生石膏七钱，，盐知母四钱，枇杷叶三钱，生甘草三钱；属虚者，加潞党参七钱，胡桃仁七钱；属实者，加桑白皮五钱，地骨皮五钱，炒粳米三钱；属燥者，加川贝母四钱，炙百合七钱，白僵蚕四钱，净蝉衣三钱。

【治验】 治疗 80 例，一般 3~5 剂痊愈。

【用法】 水煎服。

【出处】 赵琛献方。

【主治】 风寒感冒咳嗽，全身酸痛。

【方药】 搜山虎（万年炮）五钱　冰糖一两

【制法】 共蒸。

【用法】 取汁，一次服用。

【出处】 王金安（《贵州民间方药集》增订本）。

【主治】 感冒咳嗽多痰。

【方药】 新鲜白萝卜　饴糖

【用法】 先将萝卜刨成丝，榨取汁，然后把饴糖用开水溶化冲入，趁温服下。

【提示】 莱菔以辣味较重者为佳，无辣味而甘甜的较差。因辛能发散，故越辣越有效。

【出处】 魏治平（《浙江中医秘方验方集》第一辑）。

【主治】 外感咳嗽。

【方药】 生橄榄四粒打破　冰糖五钱

【用法】 水适量，煎至出味为度，温服。

【出处】 陈乌番（《采风录》第一集）。

【主治】 因感冒引起之咳嗽、喘息、呼吸困难。

【方药】 炒麦芽一两　冰糖半两

【制法】 冰糖为末。

【用法】　麦芽煎汤，送服冰糖。

【出处】　新乡任保福（《河南省中医秘方验方汇编》续一）。

【主治】　伤风咳嗽。

【方药】　兔耳风　葱白

【用法】　水煎服。

【出处】　威远县中医研究组（《四川省中医秘方验方》）。

【主治】　伤风咳嗽。

【方药】　枇杷叶去毛　五皮风

【用法】　煎水，加糖服。

【出处】　威远县中医研究组（《四川省中医秘方验方》）。

【主治】　伤风感冒咳嗽。

【方药】　生姜四两　火纸一沓

【制法】　生姜捣汁。

【用法】　以纸浸姜汁，烤热贴患者背心即可止咳。

【出处】　张顺风（《中医采风录》第一集）。

【主治】　感冒咳嗽。

【方药】　荆芥三钱　桑叶三钱　苦杏仁二钱

【用法】　水煎服。

【出处】　西宁铁路医院（《中医验方汇编》）。

【主治】 感冒咳嗽。

【方药】 贝母三钱　白前三钱　橘红三钱

【用法】 水煎服。

【出处】 西宁铁路医院（《中医验方汇编》）。

【主治】 感冒咳嗽。

【方药】 麻黄二钱　杏仁三钱　甘草一钱　台党参一钱

【制法】 水煎。

【用法】 内服，二剂而愈。

【出处】 通山县（《湖北验方集锦》第一集）。

【主治】 伤风咳嗽、鼻塞。

【方药】 辛夷一钱　白芷一钱　藁本二钱　防风一钱　薄荷一钱

【用法】 水煎服，一日量。

【出处】 西宁铁路医院（《中医验方汇编》）。

【主治】 感冒咳嗽。

【方药】 麻黄一钱　杏仁一钱半　生石膏八钱　生甘草一钱半　桑白皮三钱

【用法】 水煎服。

【出处】 熊长焱（《中医验方汇编》）。

【主治】 风寒咳嗽。

【方药】 麻黄三钱　海浮石三钱　百部三钱　侧柏叶三钱　杏仁三钱　甘草三钱

【用法】 共为细面，分为七份，每份用酒一盅，姜水冲服。

【出处】 前郭旗马志超（《吉林省中医验方秘方汇编》第三辑）。

【主治】 感冒咳嗽。

【方药】 荆芥二钱　杏仁三钱　象贝母三钱　甘草一钱　苏叶一钱五分　紫菀一钱五分

【制法】 水煎。

【用法】 日服二次。

【出处】 监利县（《湖北验方集锦》第一集）。

【主治】 感冒咳血。

【方药】 归尾三钱　赤芍二钱　银花三钱　连翘三钱　枳实三钱　前胡二钱　苏叶二钱　元胡三钱　川军二钱　桃仁二钱　骨皮二钱　大贝四钱　甘草一钱　丹皮二钱　桔梗三钱　羌活二钱　寸冬三钱

【用法】 水四盅煎一盅，饭后温服。

【出处】 阳原县陈兆福（《十万金方》第二辑）。

【主治】 流感咳嗽，发热微渴等。

【方药】 杏仁二钱　连翘钱半　薄荷八分　桑叶二钱半　菊花一钱　桔梗二钱　甘草八分　苇根二钱

【用法】 用水二茶杯，煎至一茶杯，清出，饭前温服。隔三小时，渣再煎服。一日二服。

【加减】 若气粗似喘者，加生石膏五钱，知母三钱；若舌绛发热烦躁者，加元参三钱，寸冬三钱，生地二钱；若热甚者，加黄芩三钱，若渴者加花粉三钱。小儿按年龄酌减。

【出处】（《青海中医验方汇编》）。

【主治】 感冒咳嗽。

【方药】 羌活一钱半 独活二钱 前胡三钱 柴胡三钱 荆芥一钱半 牛籽三钱 连翘三钱 防风三钱 茯苓二钱 枳壳二钱 桔梗二钱 生甘草一钱半 银花二钱 生姜一钱 葱头三根

【用法】 水煎服。

【出处】 大通中医进修班陈助邦（《中医验方汇编》）。

【主治】 感冒咳嗽及支气管炎。

【方药】 荆芥三两 百部四两 前胡四两 象贝四两 远志三两 桔梗三两 白前四两 陈皮二两 甘草二两 车前草四两

【制法】 上药加水二十斤，煎煮两小时，取汁三千五百毫升，为头汁；再将药渣加水十斤，煎一小时，取汁一千五百毫升，为二汁；头二汁合并，浓缩至三千五百毫升，乘热加适量的糖浆（或饴糖），候冷，加0.5%安息香酸钠防腐。

【用法】 成人每次十毫升，一日三次，饭后用温开水冲服，小儿酌减。

【提示】 本方系程氏嗽散加味，经杭州市第一门诊部临床应用，疗效很好。

【出处】 杭州市唐福安（《浙江中医秘方验方集》第一辑）。

【主治】 感冒咳嗽，头身痛、气喘。

【方药】 党参 紫苏 陈皮各三钱 青皮 枳壳 前胡各二钱 法半夏四钱 青木香二钱 茯苓四钱 粉葛四钱 桔梗 甘草各二钱 生姜葱白为引

【加减】 气喘加杏仁三钱。

【制法】 水煎。

【用法】 内服。

【出处】 建始县（《湖北验方集锦》第一集）。

【主治】 伤风咳嗽。

【方药】 当归 川芎 生地各三钱 赤芍 黄芩 桔梗各二钱 麦冬三钱 五味二钱 防风三钱 生姜为引

【制法】 水煎。

【用法】 内服。

【出处】 建始县（《湖北验方集锦》第一集）。

【主治】 伤风咳嗽，鼻塞、声重，甚者吐血。

【方药】 尖贝二钱 陈皮二钱 黄芩二钱 前胡二钱 法夏一钱半 寸冬三钱 杏仁二钱 冬花一钱 马兜铃一钱半 炙桑皮一钱 沙参一钱 甘草八分

【制法】 水煎。

【用法】 内服。

【出处】 襄樊市（《湖北验方集锦》第一集）。

【主治】 感冒初期，咳嗽以及内有寒饮，脉浮弦紧。

【方药】 桂枝三钱 麻黄一钱半 干姜二钱 白芍药三钱

炙草三钱　细辛七分　半夏三钱　五味子一钱

【配制及用法】　水煎，空心温服，一日一服。

【加减】　如渴者，去半夏加花粉三钱；如喘者，加茯苓三钱，杏仁二钱。

【禁忌】　肺胃内脏有热或吐黄色稠浓痰，脉象洪大者，俱不可用。

【出处】　汾西县郭长林（《山西省中医验方秘方汇集》第二辑）。

【主治】　风寒咳嗽。

【方药】　麻黄二钱　桂枝三钱　薄荷二钱　陈皮三钱　杏仁三钱　黄芩二钱　甘草二钱　苏叶二钱　黑沉香三钱　大腹皮三钱

【用法】　水煎服有效。

【出处】　安国城关镇医院高岫森（《祁州中医验方集锦》第一辑）。

【主治】　风寒喘嗽。

【方药】　麻黄二钱　杏仁三钱　苏子三钱　橘红三钱　前胡二钱　甘草二钱　桑皮三钱　地骨皮三钱　茯苓三钱　生姜三片引

【用法】　水煎服。

【出处】　安国城关镇医院高岫森（《祁州中医验方集锦》第一辑）。

【主治】　伤风咳嗽。

【方药】　苏叶二钱　白芷三钱　桔梗三钱　葛根二钱　杏仁三钱　前胡三钱　陈皮二钱　甘草二钱　云苓三钱

【用法】 生姜引，水煎服。

【出处】 安国县史家佐医院张树仁（《祁州中医验方集锦》第一辑）。

【主治】 伤风咳嗽及肺火咳嗽等症。

【方药】 止咳丸：米壳一钱 白芥子一钱 石膏（生）一钱 川贝一钱 豆味一钱 蒌仁一钱 麻黄一钱 甘草一钱

【用法】 共为细面，炼蜜为丸三钱重，早晚各服一丸，开白水送下。

【治验】 经用此方有效。

【出处】 九台县李印棠（《吉林省中医验方秘方汇编》第三辑）。

【主治】 感冒咳嗽，略痰，久不愈者。

【方药】 浙贝母三钱 苦桔梗一钱 炙紫菀三钱 白根三钱 苦杏仁（打绒）三钱 甘草一钱 信前胡二钱 炙兜铃二钱 炙苏子（打碎）一钱 炙款冬三钱 广陈皮（后下）一钱 鲜枇杷叶（去毛）五钱 炙旋覆花（布包）二钱

【制法】 将以上药物放入大铜锅内，加水煎熬，取汁滤过，加入适量的冰糖、蜂蜜，同熬为膏，冷后装入磁罐内备用。

【用法】 每日服2~3次，每次服1~2汤匙，开水冲服。

【出处】 西南新建铁路基地医院（《四川省中医秘方验方》）。

【主治】　风寒咳嗽，久咳不止。

【方药】　橘糖五斤　老生姜五斤　苏叶二两　薄荷叶一两　浙贝五两　桔梗五两　杏仁五两

【制法和用法】　先将生姜磨成姜汁，与橘糖混合，再将其余各药研末，和入搅匀，装瓦罐内密封，埋地下三尺深，春夏经三月，秋冬经五月，取出。早晚空心服五钱，开水下。

【提示】　此方有祛风散寒、止咳化痰之作用，惟风热咳嗽则不相宜，用者慎之。

【出处】　周玉堂（《成都市中医验方秘方集》第一集）。

【主治】　感冒咳嗽，鼻流清涕而热气上冲，口痛、咽痛者。

【方药】　麻黄八分　杏仁三钱　生石膏三钱　甘草一钱　荆芥二钱　蝉蜕衣一钱半　象贝三钱　连翘三钱　桑白皮三钱　桑叶三钱　淮木一钱半　黄芩二钱　白芷二钱　辛夷花一钱　鲜芦根一尺　白茅根一握

【制法】　水煎。

【用法】　内服。

【出处】　松滋县中医中药工作委员会（《湖北验方集锦》第一集）。

【主治】　流感咳嗽。

【方药】　厚朴花四钱　杏仁二钱　桑白皮二钱　茯苓三钱　橘红三钱　苏子二钱　冰糖三钱　生甘草一钱半

【用法】　加水二茶杯，煎至一茶杯，清出，饭前温服，隔三小时，渣再煎服。

【出处】　西宁中医院耿子元（《中医验方汇编》）。

【主治】　感冒咳嗽。

【方药】　葶苈子　红枣　象贝　杏仁　百部　僵蚕
白前　甘草　天竹子各等份

【用法】　每次两钱，每日 2~3 次。冷水煮沸后服用。

【出处】　刘彭年献方。

【主治】　风寒感冒，咳嗽。

【方药】　鸡蛋二个　水一斤　生姜（捣碎）十钱　葱白五钱
艾叶五钱

【用法】　取煮制好的温热鸡蛋一个，趁热在患者头额、
颈部、胸背部、四肢手足心依次反复滚动热熨。此蛋凉后放
入药液中加热，另一只鸡蛋在上述部位滚动，这样轮番使
用，直至患者微汗出，停止操作。若是小儿高烧，则用鸡蛋
2 个煮熟去壳，再用路路通五钱，艾叶五钱，一起加水同煎
煮，煮沸 10 分钟，将鸡蛋取出一只，依次在患儿额部两侧
太阳穴、后颈背部、前胸肚脐部、肘窝、腘窝等处各滚 10
余次，蛋冷随换热蛋，两蛋交替使用。滚完之后另用新蛋一
个，煮熟切为两半，去黄去壳，将两个蛋白重叠，纳入银戒
指一只，倒扣在患儿鸠尾穴上，用布带包扎，一小时后取出
戒指呈绿色，则高烧可退。

【出处】　陈治平献方。

【主治】 风热感冒咳嗽，尤其适用于小儿。

【方药】 芦根 瓜蒌各四钱 桑叶 黄芩 桔梗二钱 前胡 杏仁各一钱半 贝母半钱 羚羊角粉（冲）十分之一钱

【用法】 每日 1 剂，煎成 100 毫升，分 3~4 次温服，或年长儿 1 次顿服。

【加减】 大便秘结者，加大黄半钱至一钱；痰多者，可加服竹沥水。

【提示】 本方也可治疗小儿急性支气管炎、百日咳及小儿肺炎。

【出处】 唐山县（《十万金方》第三辑）。

【主治】 感冒咳嗽。

【方药】 苏叶 子各五钱 杏仁三钱 枳壳二钱 桔梗二钱 半夏三钱 陈皮二钱 前胡三钱 白前五钱 石膏七钱 厚朴二钱 香附三钱 甘草二钱

【用法】 水煎温服，至有微汗。

【禁忌】 忌油腻。

【出处】 金东辰献方。

【主治】 感冒咳嗽，伴有痰多黄稠，。

【方药】 七叶一枝花五钱 款冬五钱 鸭跖草十钱 桔梗三钱 炒黄芩三钱 杏仁三钱 苏叶三钱 陈皮三钱 木香三钱 知母三钱 生石膏十钱 象贝三钱 枳壳三钱 炙草三钱

【用法】 水煎服。

【出处】 李金华（《云南省中医验方集》）。

【**主治**】 感冒，肺炎。

【**方药**】 苦参八钱 诃子八钱 青木香五钱 地丁五钱 白沙参五钱 山奈三钱 莲子五钱 栀子五钱 钩藤五钱

【**制法**】 上药研成粉末过 60 目筛，混匀。

【**用法**】 每次两钱，每日 2~3 次。冷水煮沸后服用。

【**出处**】 吴井昌献方。

八、流感

流感，全称为流行性感冒。中医将感冒分为普通感冒与时行感冒。普通感冒相当于西医学的普通感冒、上呼吸道感染，时行感冒相当于西医学的流行性感冒。

流感暴发时，流行迅速，感染者众多，症状严重，须引起重视并积极防治。

【主治】 流感。

【方药】 万年青根一至二两

【制法】 加清水煎至一碗，兑甜酒一至五两。

【用法】 热服。成年服一碗，小孩酌减。病重者服后过四小时再服。

【出处】 鄂城县（《湖北验方集锦》第一集）。

【主治】 流行性感冒（初期）。

【方药】 淡豆豉一两　葱根连须三五根

【制法】 将葱根须洗净，和豆豉共熬。

【用法】 服后，盖被微汗。

【出处】 张绍先（《河南省中医秘方验方汇编》）。

【主治】　流行性感冒。

【方药】　椿树根皮去粗皮五钱　杉树尖七个

【制法】　水煎。

【用法】　内服。

【出处】　建始县（《湖北验方集锦》第一集）。

【主治】　流行性感冒。

【方药】　木芙蓉叶二十钱　川厚朴三钱

【用法】　上药加冷水浸过药面，煮 60 分钟过滤，再加水煮 30 分钟过滤，两次药液合并，浓缩至 500 毫升，装瓶密封备用。成人每次服 50 毫升，日服 4 次，儿童酌减。连服 10 天为 1 疗程。

【用法】　本方验之临床，效果甚佳。

【出处】　（《浙江省临床经验方汇编》）。

【主治】　流行性感冒。

【方药】　荆芥三钱　大青叶五钱　金银花七钱　板蓝根五钱

【用法】　水煎服，每日早晚各服 1 次。

【出处】　王瘐贤献方。

【主治】　流行性感冒。

【方药】　葱白三寸　生姜　茶叶各三钱　核桃仁三钱　红糖五钱

【用法】　先将前几味药用水煎过去渣，再将红糖溶化服之。

【出处】　安国县红旗人民公社医院李德三（《祁州中医

验方集锦》第一辑）。

【主治】 流感。

【方药】 麻黄二钱　杏仁二钱　甘草一钱半　陈皮一钱半

【用法】 水煎服。

【出处】 梁子俊（《大荔县中医验方采风录》）。

【主治】 时行感冒以及瘟疫温毒等症。

【方药】 黑豆五钱炒　甘草二钱　黄土五钱　银花五钱　白矾二钱

【制法】 贮于锅中，加水煎熬。

【用法】 一日二次分服。

【出处】 行唐县上房医院张志庆（《十万金方》第三辑）。

【主治】 流行性感冒。

【方药】 荆芥　薄荷　桔梗　杏仁　紫苏　甘草（分量随症酌用）

【用法】 用水煎服。

【出处】 涪陵县卫协会（《四川省医方采风录》第一辑）。

【主治】 山岚瘴气，不服水土，并治四时杂感发热。

【方药】 苍术二两　陈皮二两　藿香二两　半夏一两　厚朴二两　甘草一两

【制法】 姜葱汁打糊为丸。

【用法】　每服三钱，用开水送下。

【出处】　鄂城县（《湖北验方集锦》第一集）。

【主治】　流行性感冒。

【方名】　银翘散

【方药】　银花二钱　连翘二钱　桔梗一钱半　芥穗一钱　豆豉二钱　甘草一钱半　元参三钱　薄荷一钱半　牛蒡子二钱　知母二钱　寸冬二钱　鲜茅根三钱为引

【制法】　煎剂。

【用法】　水煎服。

【出处】　阳原县李玉英（《十万金方》第二辑）。

【主治】　流行性感冒，症见呕吐发冷发烧，食欲不振，四肢无力。

【方名】　人参败毒散（祖传）加减

【方药】　柴胡三钱　前胡三钱　羌活二钱　独活二钱　桔梗二钱　枳壳二钱　白茯苓三钱　砂仁二钱　白术三钱　神曲三钱　炒麦芽三钱　生甘草一钱　新会皮三钱

【用法】　薄荷水煎服。

【出处】　冀县王益民（《十万金方》第二辑）。

【主治】　流行性感冒，见头痛拘急，憎寒壮热，身热无汗，或咳嗽呕吐等症。

【方名】　加减双解散

【方药】　僵蚕三钱　防风三钱　蝉蜕三钱　荆芥三钱　川羌二钱　黄芩三钱　石膏四钱　滑石三钱　川芎二钱　连翘二钱　栀

子二钱　木通二钱　桔梗二钱　甘草二钱　川军三钱

【用法】　生姜三片为引，水煎服，服后取微汗。

【出处】　曲阳县韩伯英（《十万金方》第六辑）。

【主治】　流行性感冒，症见体温增高，头晕头疼，食欲不振，咳嗽。

【方药】　薄荷　荆芥　桑叶　菊花　连翘　银花　桔梗　黄芩　柴胡　牛膝各等分

【用法】　水煎服。

【出处】　枣强县王冠五（《十万金方》第十二辑）。

【主治】　时行感冒。

【方药】　荆芥二钱　防风一钱　茯苓三钱　甘草二钱　枳壳二钱　桔梗二钱　柴胡三钱　前胡三钱　羌活二钱　独活二钱　川芎二钱　薄荷一钱　姜为引

【用法】　水煎服。

【出处】　安国县古西村张金忠（《祁州中医验方集锦》第一辑）。

【主治】　流行性感冒。

【症状】　发烧恶寒，战栗倦怠，头痛晕闷，口苦咽干，周身酸痛，脉浮数而虚。

【方药】　西河柳三钱　霜桑叶三钱　生姜三片

【用法】　水煎温服，一日三次，微取汗，勿令大汗。

【出处】　沁县申容舒（《山西省中医验方秘方汇集》第三辑）。

【主治】 流行性感冒。

【症状】 发烧恶寒，战栗倦怠，头痛晕闷，口苦咽干，周身酸痛，脉浮数而虚。

【方药】 苏叶三钱　黄芩二钱半　防风二钱　羌活二钱　白芷一钱半　细辛八分　菊花三钱　银花三钱　连翘五两　川芎一钱半　蔓荆子二钱　薄荷一钱半　生草一钱半　葱白三寸　生姜五片引

【用法】 水煎服，取微汗。

【出处】 代县高子章（《山西省中医验方秘方汇集》第三辑）。

【主治】 流行性感冒。

【方药】 银花1两　芥穗6钱　薄荷叶6钱　条芩1两　川贝5钱　石菖蒲6钱　藿香6钱　神曲4钱　白蔻4钱　木通5钱　滑石粉1.5两　大黄1两　菊花1两　连翘一两

【用法】 将以上各药共研为末。一般用药5～6钱，重者不超过1两。将药放在碗内，用开水冲入盖好，浸至适口时温服，一日二服（小儿酌减）。

【提示】 用此方一般一剂即愈，重者不超过三付。

【出处】 江西东乡（《中医名方汇编》）。

【主治】 流感头痛，全身骨节疼痛，发热不恶寒，口渴等。

【方药】 连翘一两　银花一两　桔梗六钱　薄荷六钱　竹叶四钱　甘草五钱　荆芥穗四钱　淡豆豉五钱　牛蒡子六钱　鲜苇根六钱

【煎法及服法】 共为细末，每服六钱。用开水一茶杯，煎一二沸，清出，饭前温服。日三服，夜一服，病不解者再服。

【加减】 若胸膈满闷者，加藿香、郁金各三钱；若渴甚者，加花粉、寸冬各三钱；若项肿咽痛者，加元参三钱；若衄血者，去荆芥穗、淡豆豉，加白茅根、侧柏叶、焦栀子各三钱；若咳者，加杏仁二钱；若小便少者，加知母、黄芩、栀子各二钱。小儿按年龄酌减。

【禁忌】 孕妇不用郁金。

【出处】 (《青海中医验方汇编》)。

【主治】 流感咳嗽，发热微渴等。

【方药】 杏仁二钱 连翘钱半 薄荷八分 桑叶二钱半 菊花一钱 桔梗二钱 甘草八分 苇根二钱

【用法】 用水二茶杯，煎至一茶杯，清出，饭前温服。隔三小时，渣再煎服。一日二服。

【加减】 若气粗似喘者，加生石膏五钱，知母三钱；若舌绛发热烦躁者，加元参三钱，寸冬三钱，生地二钱；若热甚者，加黄芩三钱；若渴者，加花粉三钱。小儿按年龄酌减。

【出处】 (《青海中医验方汇编》)。

【主治】 流感发冷发烧，恶心呕吐，口渴等。

【方药】 柴胡四钱 法夏二钱 甘草三钱 寸冬三钱 黄芩三钱 生石膏五钱 知母五钱 山药五钱 竹茹三钱 元参三钱

【用法】 用水四茶杯，煎至一茶杯，清出，饭前温服。隔三小时，渣再煎服。

【加减】 若头痛甚者，加白芷、川芎、蔓荆子各三钱；若咳嗽者，加贝母、桔梗、桑皮、杏仁各二钱；若汗大出、微喘气短者，加党参三钱。

【禁忌】 孕妇忌用柴胡、法夏。

【出处】 (《青海中医验方汇编》)。

【主治】 流感，症见发烧、发冷、咳嗽，脉浮大有力，大便正常。

【方药】 麻黄二分　杏仁 (打) 一钱　生石膏 (打) 一钱　白薇一钱　荆芥一钱　贝母一钱　牛蒡子一钱　前胡一钱　白前一钱　防风 (炒) 一钱

【用法】 水煎服。

【加减】 体温在摄氏 39 度以上者，倍加生石膏。

【禁忌】 水泻者勿用。

【出处】 西宁铁路医院陆景棠 (《中医验方汇编》)。

【主治】 流行性感冒，发烧咽痛。

【方药】 柴胡二钱　荆芥二钱　防风三钱　升麻一钱半　葛根三钱　连翘三钱　牛蒡子三钱　赤芍二钱　元参三钱　桔梗三钱　木通二钱　黄芩三钱　甘草一钱半　葱白五节

【用法】 水煎服。

【出处】 西宁市卫协李耀亭 (《中医验方汇编》)。

【主治】 流感，项背及四肢疼痛。

【方药】 鲜茅根　鲜苇茎　鲜桑枝各五钱　冬桑叶二钱　薄荷一钱　荆芥二钱　二花三钱　淡豆豉四钱

【制法】 水煎。

【用法】 日服三次。此系成人量，小儿减半。

【出处】 建始县（《湖北验方集锦》第一集）。

【主治】 感冒山岚瘴气，发热、恶寒、头痛、身痛、咳嗽、无汗或微汗。

【方药】 苏薄荷三钱 羌活二钱 独活二钱 前胡二钱 桔梗二钱 枳壳二钱 柴胡四钱 甘草一钱 茯苓三钱 川芎二钱 生姜三片 大枣三枚

【制法】 水煎。

【用法】 分二次服，如无汗，温服使汗出。

【出处】 通山县吉履康（《湖北验方集锦》第一集）。

【主治】 流行性感冒，头疼，咳嗽，或畏寒，鼻寒，流涕，或胸胁痛，四肢骨节酸痛，咳痰不松，一地方之中流行相同之患甚多者。

【方药】 荆芥二钱 桔梗一钱五分 杏仁三钱 甘草一钱 象贝三钱 苏叶一钱五分

【用法】 用水二盏煎至一盏，一日分三次服。

【提示】 本方驱风祛痰，适用于冬春季的流行性感冒。

【出处】 吴兴市凌拙甚（《浙江中医秘方验方集》第一辑）。

【主治】 流行性感冒。

【方药】 连翘三钱至一两 银花二钱至六钱 山栀一钱至三钱 豆豉钱半至四钱 菊花二钱至四钱 薄荷一钱至二钱

【用法】　按照年龄大小，体质强弱，在以上用量内酌情加减。

【加减】　如有无汗畏寒，全身酸疼，酌加麻黄、羌活；咳嗽喉痛，酌加大力子、浙贝、桔梗；白血球增加，加地丁草。

【出处】　定海县验方（《浙江中医秘方验方集》第一辑）。

【主治】　流感，症见脉数高热，头痛身疼，四肢酸困，大便燥，小便赤，并食欲不振等症。

【方名】　流感奇效汤

【方药】　白芽根　山栀子　豆豉　鲜芦根　桑叶　蔓荆子　天虫　薄荷　桔梗　杏仁（去皮者）　薤白　连翘　银花　芥穗　枳壳　嫩桑枝

【制法】　分量根据年龄大小、疾病轻重等特点酌用。

【用法】　清水煎服。

【出处】　完满县赵建军（《十万金方》第六辑）。

【主治】　流行性感冒，见有持续性高热者。

【方药】　大青叶十钱　石膏十钱　前胡三钱　柴胡三钱　桂枝三钱　黄芩四钱　杏仁三钱

【用法】　水煎服，早晚两次分服。

【出处】　葛宝田献方。

【主治】　流行性感冒。

【方药】　板蓝根五钱　贯众五钱　射干三钱　牛蒡子四钱

生黄芪五钱　山豆根三钱　陈皮三钱　桑枝三钱　生甘草五钱

【用法】　水煎服，饭后服，服后多饮开水。

【出处】　施边镇献方。

【主治】　流行性感冒。

【方药】　青蒿（后下）二钱　银柴胡　桔梗　黄芩　连翘　金银花　板蓝根各四钱

【用法】　水煎服，每日1剂，日服2~3次。

【出处】　民间验方（《成都市中医验方秘方集》第一集）。

【主治】　流行性感冒。

【方药】　忍冬藤　忍冬花　连翘各五钱　杏仁　淡豆豉　栀子　玉竹　桔梗　前胡　菊花各三钱　鲜桑枝十钱　薄荷一钱五分　六一散五钱（包煎）

【用法】　每日1剂，水煎，分3次服。病情严重者可于一昼夜服2剂，亦可连续服至病退为止。

【出处】　周一安献方。

【主治】　流行性感冒。

【方药】　板蓝根八钱　金银花三钱　连翘四钱　玄参五钱　桔梗四钱　蒲公英十钱　芦根十三钱　虎杖五钱　黄芩四钱　甘草二钱　黄芪三钱

【用法】　上药用温水浸泡20分钟，煎两次，共取药液200毫升，分3次服完，每日1剂。

【出处】　贾桂风献方。

【主治】 流行性感冒。

【方药】 大青叶 连翘各四钱 金银花 牛蒡子各六钱 贯众五钱 荆芥 淡豆豉 桔梗 杏仁各三钱 薄荷（后入） 苏叶 前胡各二钱

【用法】 水煎服，轻者每日 1 剂，重者每日 2 剂。体温 39℃以上者可加补液。

【出处】 （《湖北验方汇编》）。

【主治】 流行性感冒，发热（包括高热）、恶寒、无汗、身痛体痛、苔薄白或黄、脉浮数者。

【方药】 柴胡五钱 黄芩三钱 羌活八钱 板蓝根七钱 银花七钱 蒲公英五钱 陈皮三钱 生甘草二钱

【用法】 每日 1 剂，水煎 3 次分服。重症 1 日可进 2 剂。

【出处】 张浩良献方。

【主治】 流行性感冒，无论高热、低热。

【方药】 金银花 连翘 菊花各30克 桑叶20克 薄荷15克 柴胡10克 芦根20克 甘草 黄芩 蝉蜕各15克 生石膏（先煎）20~30克 滑石20~30克

【用法】 先煎生石膏 20~30 分钟，然后下群药煎。每日 1 剂，水煎服，早晚各服 1 次。

【加减】 咳嗽，加前胡、杏仁各15克，橘红20克；痰多者，加川贝母10~15克，海浮石20~30克。

【出处】 金正宇献方。

九、感冒（流感）的预防

中医药对普通感冒和流行性感感冒均有良好的疗效。在已有感冒流行趋势或流行可能的地区和人群，选用相应的中药进行预防，可以事半功倍。

【主治】　预防流感。
【方药】　向东桃树枝
【制法】　煎汤。
【用法】　取汤洗澡。
【出处】　孝感专署（《湖北验方集锦》第一集）。

【主治】　预防感冒。
【方药】　羊舌条根—两
【制法】　煎水。
【用法】　于感冒流行时期内服。
【出处】　民间方（《贵州民间方药集》增订本）。

【主治】　预防春温。
【方药】　红车前草（于隔年采集）—两
【制法】　煎水。

【用法】　于春初当茶喝。

【出处】　冉儒海（《贵州民间方药集》增订本）。

【主治】　预防流行感冒。

【方药】　生葱二根　生姜三片

【制法】　水煎。

【用法】　内服。

【出处】　襄樊市（《湖北验方集锦》第一集）。

【主治】　预防流感。

【方药】　牙皂一两　西大黄四两

【制法】　共为细末。

【用法】　每日二次，成人每次开水冲服一钱，小儿酌减。如已患流感者亦可服。

【出处】　房县（《湖北验方集锦》第一集）。

【主治】　感冒初起，轻度恶寒、发热、咳嗽，亦作预防用。

【方药】　葱白五钱　淡豆豉四钱　生姜三钱

【制法】　水煎。

【用法】　内服。已患者日服三次，预防者间日一服。

【出处】　建始县（《湖北验方集锦》第一集）。

【主治】　感冒，预防感冒。

【方药】　苏叶　川羌　茶叶各三钱

【制法】　熬水。

【用法】　当茶饮。

【出处】 光化县（《湖北验方集锦》第一集）。

【主治】 防止感冒。

【方药】 鲜藿香一两 鲜佩兰一两 鲜薄荷二钱

【用法】 将上三味药包在一起，用水七八斤煎沸四五分钟后，服之。

【出处】 鄂城县（《湖北验方集锦》第一集）。

【主治】 预防流行性感冒和伤寒。

【方药】 葱白三寸 生姜一钱 茶叶三钱 核桃仁三钱 红糖五钱

【用法】 先将四味药煎去滓，再入红糖溶化温服。

【出处】 安国县李德三（《十万金方》第十二辑）。

【主治】 预防感冒。

【方药】 黄芪五十钱 党参 白术 板蓝根各三十五钱

【用法】 上药加水煎煮二次，取汁，再将药渣压榨取汁，与煎液混合过滤，浓缩为 200～300 毫升。另取砂糖（赤白均可）或蜂蜜适量，与药汁混合再炼，放入茶杯内。上量分 10 天服，每日 2 次。如无不良反应，一般连用 1 个月，能减少感冒的发生。

【加减】 易患风寒感冒者，可加防风十五钱。

【出处】 王济民献方。

【主治】 预防感冒，尤其适合体虚者。

【方药】 黄芪十钱 白术三钱 防风三钱 蝉蜕一钱 生甘

草二钱

　　【用法】　上药研末，每次 3~6 克，每日 2~3 次。

　　【出处】　戴桂满献方。

　　【主治】　体虚易感冒者，预防感冒。

　　【方药】　黄芪十三钱五分　白术　防风各六钱五分　桔梗十钱
百合十三钱五分

　　【用法】　以上诸药共研细末，贮瓶备用。每次服 9 克，
每日 2~3 次，开水冲服，7 天为 1 疗程。或用汤剂，照上方
剂量各减半，水煎服，每日 1 剂，日服 2~3 次。

　　【出处】　赵清理献方。

　　【主治】　预防感冒。

　　【方药】　紫苏花　粉葛　菊花　冬桑叶各三钱　鲜萝卜一
两　六一散三钱

　　【制法】　水煎。

　　【用法】　内服。

　　【出处】　建始县（《湖北验方集锦》第一集）。

　　【主治】　预防流感。

　　【方名】　避瘟散

　　【方药】　川芎二钱　荆芥二钱　白芷三钱　薄荷二钱　藿香
三钱　防风二钱　细辛二钱　辛夷一钱　明雄黄一钱　冰片一钱

　　【制法】　共为细面（装入瓶内）。

　　【用法】　遇感冒流行时即可使用。用鼻闻，每三小时一
次（一二次后即生效）。

【治验】 今年春季感冒流行，我队队员全部闻此药，均免感染。

【出处】 唐县王福昌（《十万金方》第六辑）。

【主治】 流行性感冒，头痛拘急，憎寒壮热，身热无汗，或咳嗽呕吐等症。

【方名】 加减双解散

【方药】 僵蚕三钱　防风三钱　蝉蜕三钱　荆芥三钱　川羌二钱　黄芩三钱　石膏四钱　滑石三钱　川芎二钱　连翘二钱　栀子二钱　木通二钱　桔梗二钱　甘草二钱　川军三钱

【用法】 生姜三片为引，水煎服，服后取微汗。

【出处】 曲阳县韩伯英（《十万金方》第六辑）。

【主治】 预防感冒。

【方药】 紫苏　甘草　陈皮　香附　干葛　升麻　白芍　白芷各二钱

【制法】 水煎。

【用法】 内服。

【出处】 建始县（《湖北验方集锦》第一集）。

【主治】 预防感冒，适用于肺阳虚而容易反复感冒者。

【方药】 太子参五钱　炒白术四钱　陈皮二钱　茯苓四钱　生甘草二钱　钟乳石（先煎）五钱　款冬花三钱　生黄芪五钱　五味子二钱　淡干姜二钱

【用法】 每日1剂，早晚各服一煎。

【提示】 如果感冒冬发夏安多年未愈者，在入冬之前未发病时就需要开始服用至少 30 剂，第二年入冬之前仍需服药治疗。如斯者，若三年不发则病根除而体质趋健。

【出处】 汤承祖献方。

【主治】 预防感冒。

【方药】 藿香 羌活 独活各一钱 前胡二钱 枳壳 半夏各二钱 川芎 陈皮各一钱 桔梗 云苓各二钱 厚朴二钱 升麻 葛根各一钱 赤芍 六曲各二钱 甘草一钱

【用法】 水煎服，每日 1 剂，日服 2~3 次。

【提示】 本方尤其适合体弱易感，消瘦面黄，厌食咳嗽，腹胀腹泻的孩子。

【出处】 李少川献方。

【主治】 预防流感及伤风感冒。

【方药】 川芎三钱 白芷四钱 防风三钱 羌活三钱 荆芥四钱 北细辛二钱 蔓荆子二钱 藿香叶三钱 玄胡索三钱 牡丹皮三钱 白僵蚕三钱 风化硝五钱 二郎见五钱

【用法】 用白烧酒 1 千克浸泡上药三天后去药渣，用棉签浸药酒，涂擦鼻黏膜，搐鼻，一日三次。

【出处】 陈治平献方。

【主治】 反复感冒。

【方药】 太子参三钱 麦冬二钱 五味子一钱半 僵蚕二钱 北芪三钱 淮山药三钱 浮小麦三钱 麻黄根三钱 象牙丝三钱 胖大海二钱

【用法】 水煎，每日 1 剂。

【出处】　王幼芳献方。

【主治】　反复感冒。

【方药】　大黄　黄精各二十钱　丹参　隔山消　山药各十钱　黄芪　白术　川芎各八钱　人参　龟胶　当归　山楂各五钱　荜茇　泽泻　神曲　三七　鹿胶　郁金　甘草各三钱　防风　荷叶　肉桂　法夏　陈皮各二钱

【用法】　上药共研细末，炼蜜为丸。每日早晚各服十钱。

【出处】　王敬璇献方。

【主治】　反复感冒，尤适宜于气虚、体弱者。

【方药】　黄芪十三钱　白术　防风各七钱　桔梗十钱　百合十三钱

【用法】　以上诸药共研细末，备用。每次服9克，每日服2~3次，开水冲服，7天为1疗程。或用汤剂，上方药量减半，水煎服，每日1剂，日服2~3次。

【出处】　赵清理献方。

【主治】　易感冒，气短而喘。

【方药】　麻黄一钱　杏仁　黄芪各三钱　党参　陈皮各二钱　五味子二钱　熟地　紫菀各三钱　桑皮　苏子各三钱

【用法】　水煎服，每日1剂，日服2次。

【加减】　若气阴两虚，兼见咽燥口干，舌红少津者，加沙参、麦冬、乌梅。

【出处】　唐山县（《十万金方》第三辑）。